STARKER RÜCKEN

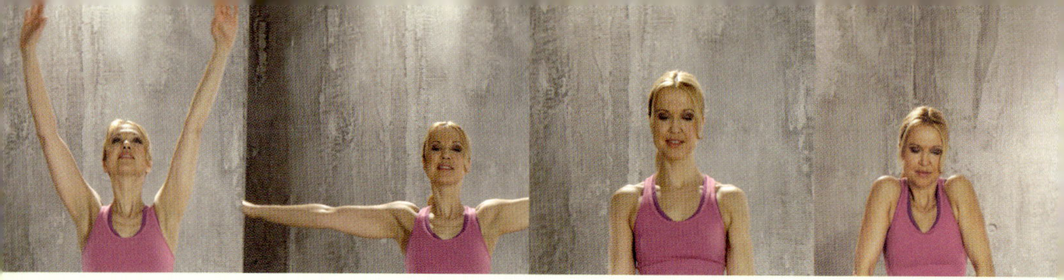

Impressum:

Genehmigte Lizenzausgabe für Verlagsgruppe Weltbild GmbH,
Steinerne Furt, 86167 Augsburg

Redaktion: Christine el Trabulsi, NME-MEDIA
Lektorat: Constanze Pabst, Garmisch-Partenkirchen
Umschlaggestaltung: HildenDesign, München
Layout, DTP und Realisation: NME-MEDIA Sascha Wuillemet
Fotos Seite 4, 6, 8, 10, 12, 13, 16, 17, 19, 20, 23: © shutterstock.com

Gesamtherstellung: Typos, tiskařské závody, s.r.o., Plzeň
Printed in the EU
ISBN 978-3-8289-4377-3

2016 2015 2014
Die letzte Jahreszahl gibt die aktuelle Lizenzausgabe an.

Einkaufen im Internet:
www.weltbild.de

Warnhinweis:
Sollten sich während des Trainings Schmerzen oder Beschwerden einstellen, ist es unbedingt ratsam, die Übung abzubrechen und den Rat eines professionellen Trainers, Therapeuten oder eines Arztes einzuholen.

Das Training sollte immer schmerzfrei durchgeführt werden. Die eigenen Grenzen und eventuellen Einschränkungen sind unbedingt zu beachten.

Bitte üben Sie nicht ohne therapeutische Anleitung oder ohne ärztlichen Rat, wenn bereits gesundheitliche Beschwerden bestehen.

Hinweis:
Das vorliegende Buch und die DVD sind sorgfältig erarbeitet worden. Dennoch erfolgen alle Angaben ohne Gewähr. Weder Autor noch Verlag können für eventuelle Nachteile oder Schäden, die aus den im Buch oder auf der DVD gegebenen praktischen Empfehlungen resultieren, Haftung übernehmen.

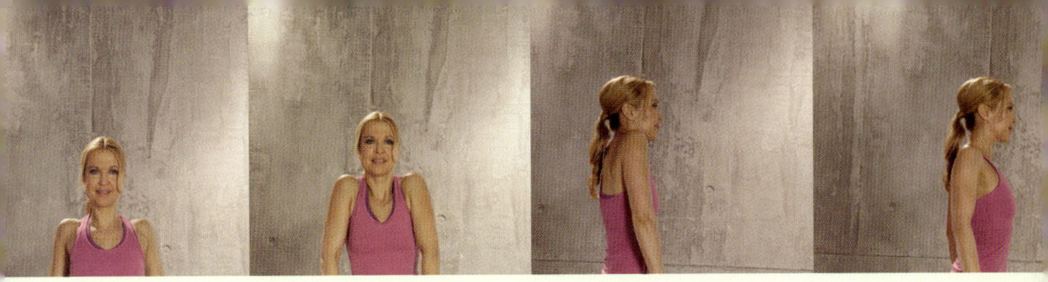

Starker Rücken

Einleitung Seite 5

1 Rund um den Rücken - Tipps und Theorie

- 1. Vor dem Training: Fragen Sie Ihren Arzt Seite 10
- 2. Tipps zum Durchhalten Seite 11
- 3. Gewohnheiten ändern - so geht's Seite 14
- 4. Den Alltag rückenfreundlich gestalten Seite 18
- 5. Noch ein Wort zur Ausrüstung Seite 23
- 6. Der Skelett- und Muskelapparat - ein bisschen Anatomie Seite 24

2. Der praktische Teil: Die Übungen

- 1. Warm-up Übungen 1-10 Seite 30
- 2. Workout im Stehen Übungen 11-19 Seite 40
- 3. Workout am Boden Übungen 20-32 Seite 50
- 4. Cool-Down Übungen 33-44 Seite 63

3. Trainingsplan Seite 77

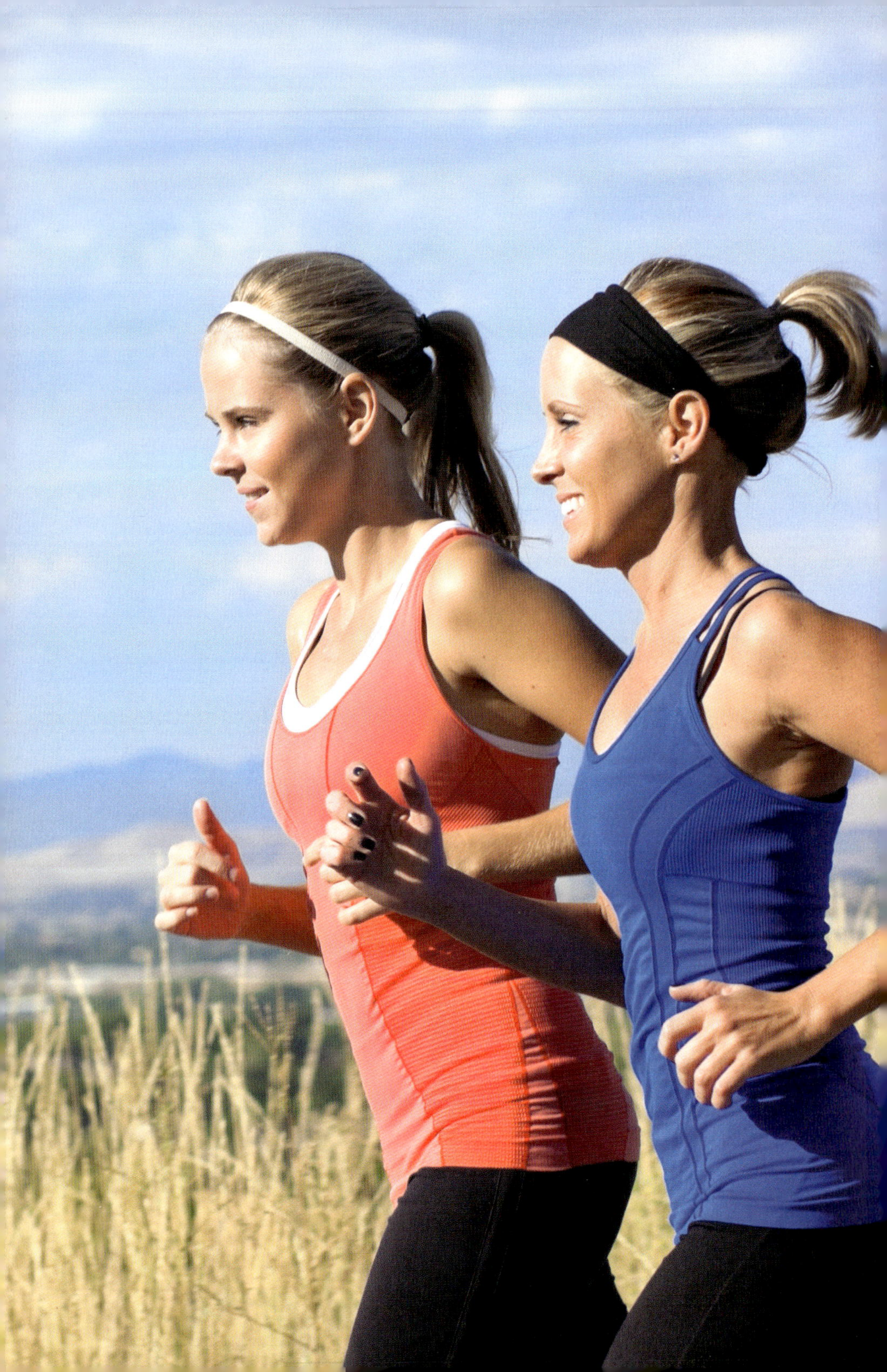

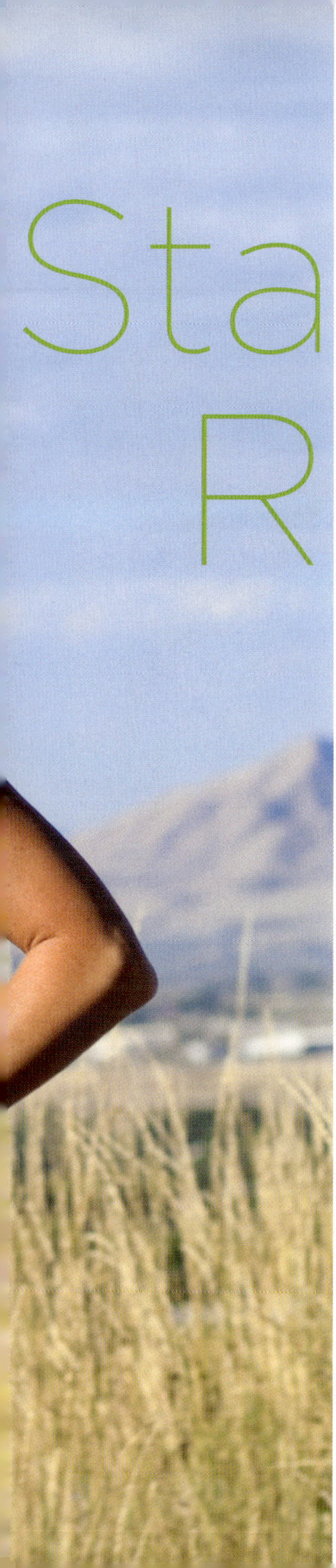

Starker Rücken

Wer viel aushält, hat ein *breites Kreuz*, Mutige *zeigen Rückgrat*, Vielbeschäftigten muss man *den Rücken freihalten*, Schüchternen selbigen *stärken* und wer es nicht einfach hat im Leben, der hat *eine schwere Last zu schultern*. Derjenige, für den es eng wird, der steht *mit dem Rücken zur Wand*, wem das egal ist, dem kann man *den Buckel runter rutschen* und ca. 80% aller Deutschen klagen mindestens einmal im Leben darüber, dass sie *»Rücken haben«*, sprich Rückenschmerzen.

Ohne Zweifel, der Rücken spielt im doppelten Sinn des Wortes eine tragende Rolle.

Tatsächlich haben wir dem Rückgrat zunächst den aufrechten Gang und dann - durch die zum Werkzeuggebrauch freigewordenen Hände - die Weiterentwicklung des Gehirns zu verdanken. Voraussetzungen für eine Leistungssteigerung, die uns erst zum Menschen macht, also zu dem einzigen echten *bipeden* Säugetier, dem einzigen, das richtig auf zwei Beinen laufen kann. Affen beispielsweise kön-

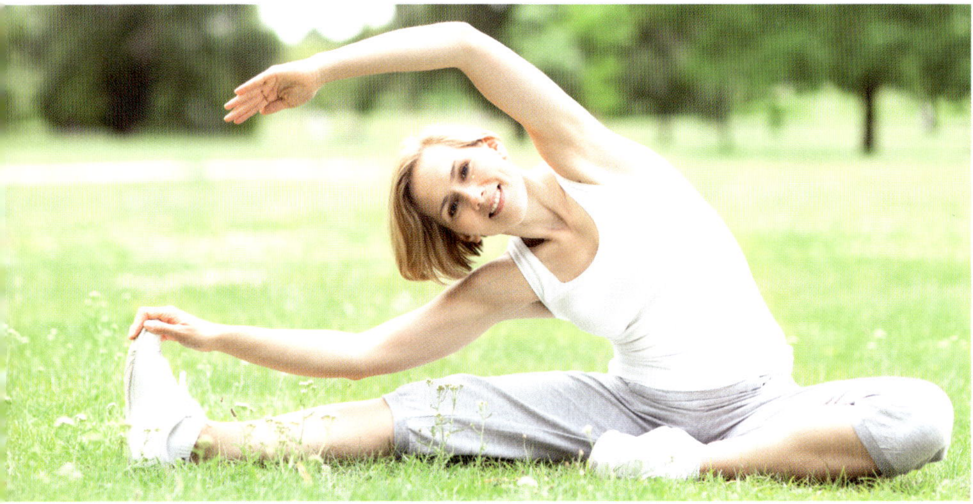

nen das zwar auch, allerdings sind sie nur sogenannte *Knöchelgänger* und auf vier Beinen viel schneller, ausdauernder und geschickter als auf zweien.

Wissenschaftler vermuten, dass der Mensch als relativ kleines und wehrloses Lebewesen durch den aufrechten Gang einen entscheidenden Überlebensvorteil erhielt, weil er so die Steppe überblicken und Feinde wie Jagdbeute früh genug erkennen konnte. Immerhin waren unsere Vorfahren ausgezeichnete Jäger und ausdauernde Läufer. Zum Sitzen ist die Wirbelsäule daher eigentlich gar nicht so gut geeignet.

Kein Wunder also, dass unsere moderne »Sesshaftigkeit« dem Rücken nicht gut tut. Solange wir ihn gut behandeln und nicht spüren, machen wir uns wenig Gedanken, aber wehe, er fängt an zu schmerzen! Sitzende Tätigkeiten im Verbund mit zu wenig Bewegung in der Freizeit, Stress, psychische Probleme, Übergewicht, falsches Heben, schlechte Matratzen: Bisweilen muten wir unserem Rücken viel zu, und irgendwann nimmt er uns das krumm und wird es schließlich auch.

Von harmlosen, aber schmerzhaften Verspannungen über das Ischiassyndrom, den gefürchteten Hexenschuss, bis hin zu Bandscheibenvorfällen, Osteoporose oder Skoliose, Stenose oder Morbus Scheuermann - Rückenbeschwerden sind vielfältig. Laut Statistiken der Gesundheitsbehörden verursachen Rückenprobleme jährlich Kosten in Höhe von 50 Milliarden Euro, führen zu Frühverrentung und Arbeitsausfällen.

Doch es gibt auch eine gute Nachricht: Die Rückenschmerzen haben nach medizinischen Erkenntnissen bei 85% aller Patienten keine ernsthafte Ursache. Und bei über 80% aller Betroffenen verschwinden die Beschwerden ohne ärztliches Zutun.

Damit der Rücken stark und gesund bleibt und Schmerzen oder gar ernsthafte Erkrankungen gar nicht erst entstehen, gilt es, dem Rücken das zu geben, was er am meisten benötigt: Bewegung. Das kräftigt die Knochen, trainiert die Muskeln und Gelenke und fördert die Versorgung mit wichtigen Nährstoffen durch eine gesunde Durchblutung. Studien haben gezeigt, dass selbst Hochbetagte von Bewegung noch profitieren. So trainierten Senioren im Alter zwischen 85 und 93 Jahren drei Mal pro Woche zehn Minuten lang. Bereits nach zwei Monaten konnten diese ihre Muskelkraft durchschnittlich um über 160% steigern.

Zum Sitzen ist die Wirbelsäule eigentlich gar nicht so gut geeignet.

Es ist also nie zu spät, mit einem regelmäßigen Training zu beginnen, aber je früher und je konsequenter Sie das tun, umso größer ist der Nutzen. Leider hapert es oft genau daran. Vielen fällt es schwer, sich ein regelmäßiges Training anzugewöhnen. Wer das jedoch schafft, investiert in seine Rückengesundheit und sorgt für Lebensqualität bis ins hohe Alter.

Wer es sich leisten kann, engagiert dafür einen Personal Trainer. Der begleitet und motiviert einen so lange, bis das regelmäßige Training in Fleisch und Blut übergegangen ist und so selbstverständlich wird wie das tägliche Zähneputzen. Was aber machen all die anderen?

Für diese Menschen sind das vorliegende Buch und die DVD gedacht. Sozusagen ein Personal Trainer für Zuhause.

Zahlreiche Übungen, lassen sich schnell und leicht in den Alltag integrieren.

Hannah Fühler begleitet seit vielen Jahren erfolgreich Menschen auf dem Weg zu mehr Fitness, Gesundheit und zu einem durchtrainierten Körper. In ihren Rückenkursen lernen die Teilnehmer, wie man mit wenig Aufwand und großem Spaß den Rücken stark und beweglich hält. Als Personal Trainer und Life Coach weiß sie, dass es den meisten Menschen schwer fällt, ein regelmäßiges Training längerfristig durchzuhalten, so lange also, bis das Training und der Wunsch nach regelmäßiger Bewegung zur Gewohnheit geworden sind. Und genau darin sieht sie die Hauptaufgabe eines Personal Trainers: den Klienten so zu motivieren, dass er Phasen, in denen er keinen raschen Erfolg sieht oder andere Pflichten die gute Absicht zu verdrängen drohen, überwindet und die Freude an dem Training nicht verliert.

Aus diesem Grund widmen wir dem Thema Motivation und Durchhaltevermögen auch besondere Aufmerksamkeit. Daneben finden Sie viele Tipps und ein effektives Trainingsprogramm, das Wirbelsäule, Gelenke und Muskeln kräftigt und beweglich hält. Sie werden rasch merken, wie wohltuend es ist, regelmäßig etwas für den Rücken zu tun. Viele Übungen lassen sich auch einfach und problemlos in den Alltag integrieren, egal ob zwischendurch im Büro, im Auto, während der Arbeit oder Zuhause.

Durch die wählbare Intensität der einzelnen Übungen können Sie das Trainingstempo so variieren, dass Sie Ihren Körper fordern, ohne ihn zu überfordern. Somit ist das Trainingsprogramm sowohl für Anfänger geeignet als auch für Fortgeschrittene. Wenn Sie dann auch noch auf eine bewusste Ernährung und auf ausreichend Schlaf achten, wenn Sie lernen mit Stress umzugehen und ein paar Regeln für den Alltag berücksichtigen, werden Sie hoffentlich nie mehr sagen müssen: »Ich habe Rücken«, denn der ist dann stark genug, um Sie schmerzfrei durch den Alltag zu tragen.

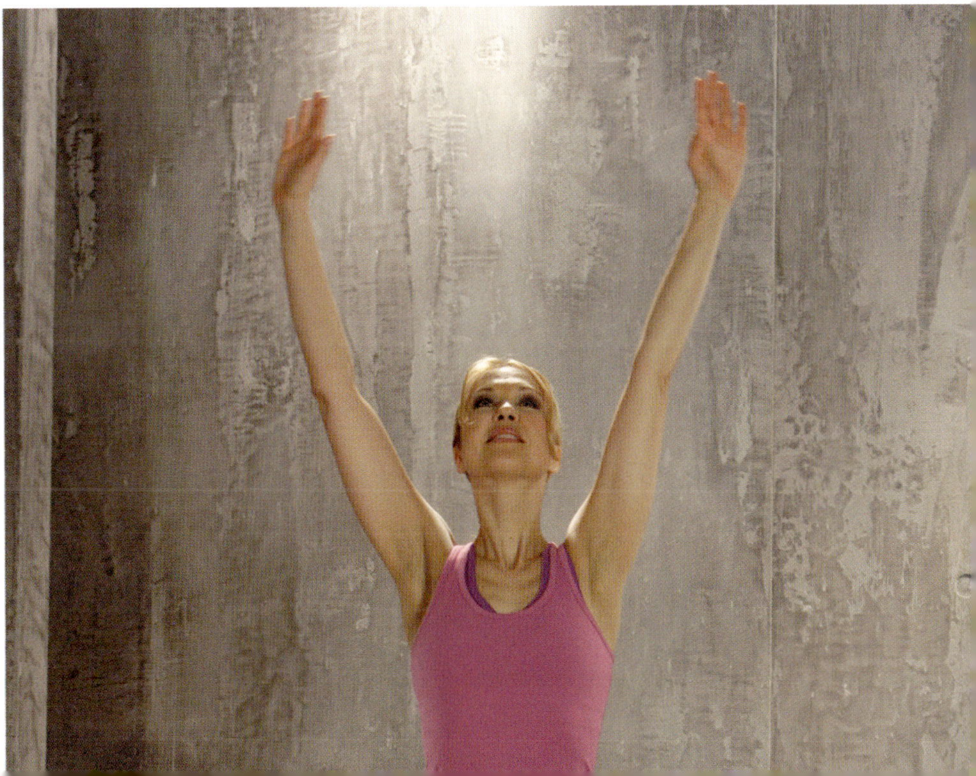

1. Rund um den Rücken - Tipps und Theorie

Bevor wir mit dem Trainingsprogramm beginnen, möchten wir Ihnen noch ein paar Tipps und Informationen geben, die Sie benötigen, um langfristig und nachhaltig aktiv zu bleiben und an der Erhaltung Ihrer Gesundheit mitzuwirken.

▶ 1. Vor dem Training: Fragen Sie Ihren Arzt

Die meisten Menschen leisten im Training zunächst nur 40-50% ihrer tatsächlichen Möglichkeiten. Deshalb geht Hannah in der praktischen Arbeit mit ihren Klienten stets einen kleinen Schritt über die vermeintliche Leistungsgrenze hinaus. Die Übungen sind also fordernd, aber nicht überfordernd, und je nach Fitnesslevel können Sie zwischen einer Version für Anfänger oder für Fortgeschrittene wählen.

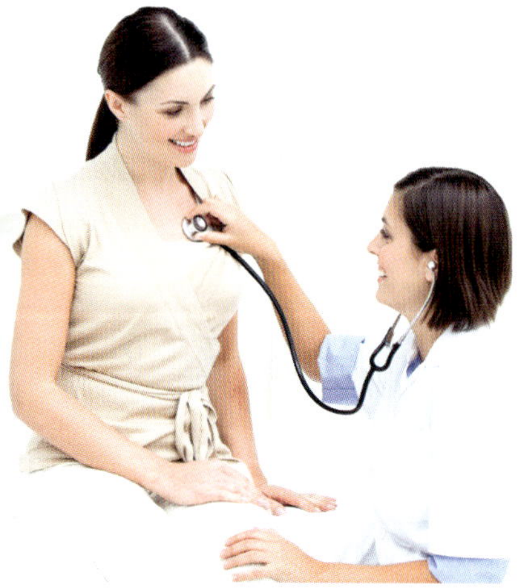

Bitte beachten Sie, dass sich dieses Buch und die DVD generell an gesunde Menschen wenden. Wer bereits unter Rückenschmerzen leidet oder Probleme mit den Gelenken oder dem Herzen, Bluthochdruck, Diabetes, starkes Übergewicht oder sonst irgendeine gesundheitliche Einschränkung hat, sollte sich unbedingt vorher von einem Arzt durchchecken lassen. Bitte trainieren Sie nicht auf eigene Faust, wenn Sie wegen Bandscheibenvorfällen oder anderen degenerativen Erkrankungen des Rückens bereits in ärztlicher oder physiotherapeutischer Behandlung sind.

Beginnen Sie aber auch sonst langsam und überfordern Sie sich nicht. Sie erreichen mehr, wenn Sie die Trainingseinheiten vorsichtig steigern und dafür über einen langen Zeitraum durchhalten. Das ist gesünder und erhält Ihnen auch den Spaß daran. Und Spaß an der Sache ist die wichtigste Voraussetzung, um den Rücken durch ein regelmäßiges Training fit und beweglich zu halten.

Bis an die vermeintliche Grenze und einen kleinen Schritt darüber hinaus.

▶ 2. Tipps zum Durchhalten

Vielleicht sitzen Sie viel und der Rücken beginnt, Sie hin und wieder zu zwicken und zu zwacken. Ihnen ist klar, dass Sie etwas dagegen tun müssen, und Sie haben sich entschlossen, regelmäßig für mehr Bewegung zu sorgen. Das ist der erste und wichtigste Schritt. Was aber tun, wenn nach kurzer Zeit die Motivation nachlässt? Wie schafft man es, sich aufzuraffen, wenn der Muskelkater schmerzt, morgens das Bett so schön warm und gemütlich ist, abends das Fernsehprogramm lockt oder man ganz einfach erledigt ist von einem langen Arbeitstag? Durchhalten ist nicht einfach, aber machen Sie sich eines bewusst: Wenn Sie sich erst einmal überwunden haben, werden Sie sich richtig gut fühlen. Außer Ihrem Rücken stärken Sie zusätzlich Ihr Selbstbewusstsein. Es lohnt sich also doppelt, den »inneren Schweinehund« zu überwinden. Um die Motivation zu erhalten und das Durchhaltevermögen zu stärken, verrät Hannah Ihnen hier ein paar einfache Tricks, die sie selbst anwendet:

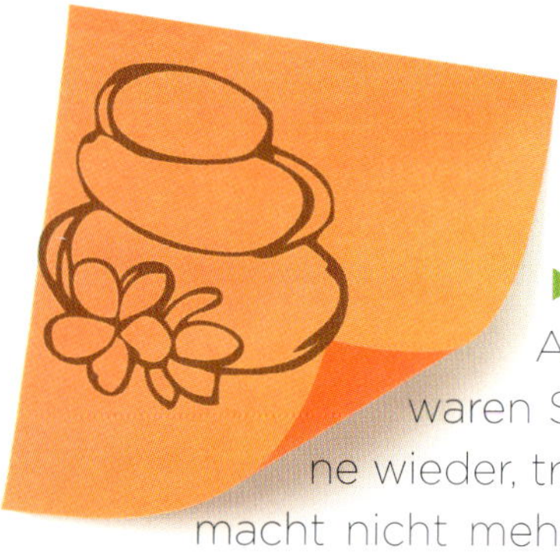

1. Tipp

Arbeiten Sie mit **Visionsbildern**. Vielleicht waren Sie früher sportlich aktiv und wären es gerne wieder, trauen sich aber nicht, aus Angst, der Rücken macht nicht mehr mit? Oder Sie hatten gar schon den ersten Hexenschuss und der Arzt hat Ihnen dringend geraten, sich mehr zu bewegen? Suchen Sie sich ein Symbol, das Ihr **Ziel** repräsentiert. Dabei ist es egal, ob Sie mit Bildern, Sprüchen oder Zeichen arbeiten. Nur sorgen Sie dafür, dass Sie immer wieder daran erinnert werden. Heften Sie Post-its an Kühlschrank, Spiegel und Nachttischlampe. Machen Sie Fotos, schneiden Sie Bilder aus Illustrierten und kleben Sie sie überall dorthin, wo Sie sie immer wieder sehen.

2. Tipp

Setzen Sie sich **konkrete Ziele**. Es sollten allerdings erreichbare Ziele sein. Über Nacht fit für die nächste Skater-Meisterschaft oder ein Springreittunier zu werden, ist völlig unrealistisch, ein halbes Jahr lang drei Mal pro Woche eine halbe Stunde zu trainieren, nicht. Am besten teilen die Etappen zu Ihrem Ziel in kleine Zwischenziele auf. Wenn Sie sich beispielsweise vornehmen, so fit zu werden, dass Sie im nächsten Sommerurlaub einen Kletterkurs buchen können, könnte es ein erstes Ziel sein, drei Mal pro Woche das Trainingsprogramm der DVD zu absolvieren und den Arbeitsalltag so zu organisieren, dass Sie sich so viel wie möglich bewegen. Sie könnten beim Telefonieren herum laufen, die Treppen statt den Fahrstuhl nehmen oder den einen oder anderen Einkauf zu Fuß oder mit dem Fahrrad erledigen usw.

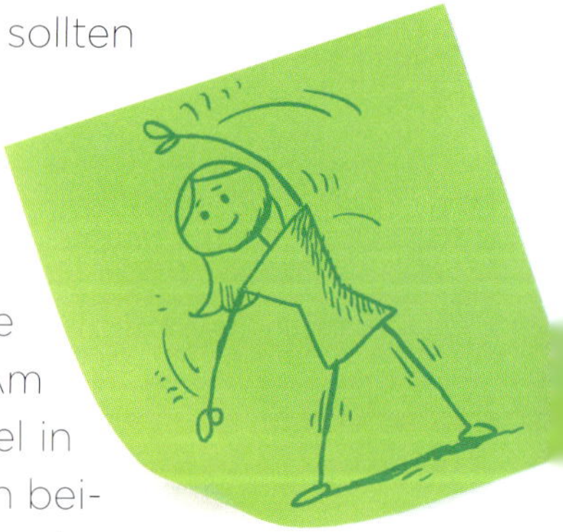

▶ 3. Tipp

Ganz wichtig: **Belohnen** Sie sich. Wenn Sie eines Ihrer Zwischenziele erreicht haben, gönnen Sie sich etwas. Sie haben drei Monate lang regelmäßig trainiert? Wie wäre es mit einem schicken Trainings-Outfit? Oder einem Tag in einem Wellnesscenter? Machen Sie sich einen **Trainingsplan** (ein Muster finden Sie auf Seite 77) und haken Sie jede absolvierte Trainingseinheit ab. Nach zehn Haken gibt es eine Belohnung. Dass die Selbstbelohnung adäquat zum erreichten Zwischenziel sein sollte, ist dabei natürlich Voraussetzung. Optimal ist es, wenn die Art der Belohnung zum Thema passt. Achten Sie darauf, die Abstände zwischen den Belohnungen zu variieren. Dahinter steckt die Erkenntnis, dass Belohnungen sonst zur Gewohnheit werden und ihre Wirksamkeit verlieren.

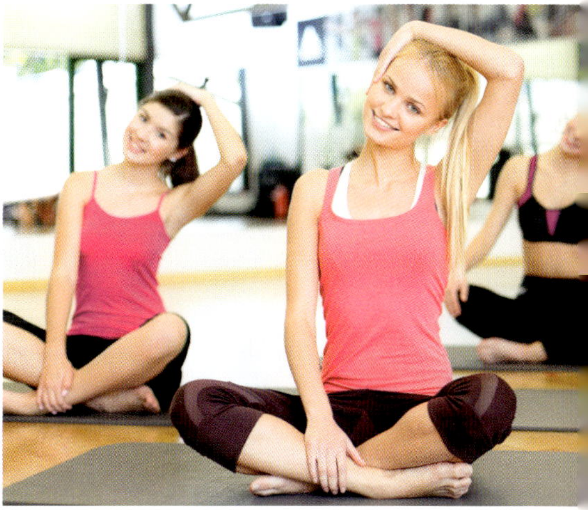

▶ 4. Tipp

Eine ganz großartige Motivationshilfe sind **Mitstreiter** mit möglichst ähnlichen Zielen. Tun Sie sich mit einer Freundin, einer Nachbarin, dem Partner oder der Arbeitskollegin zusammen und verabreden Sie sich zum gemeinsamen Training. Gerade wenn Sie eine Phase haben, in der es Ihnen besonders schwer fällt, sich aufzuraffen, sind Gleichgesinnte eine große Hilfe. Dass das Training in Gesellschaft meistens auch mehr Spaß macht, kommt dazu.

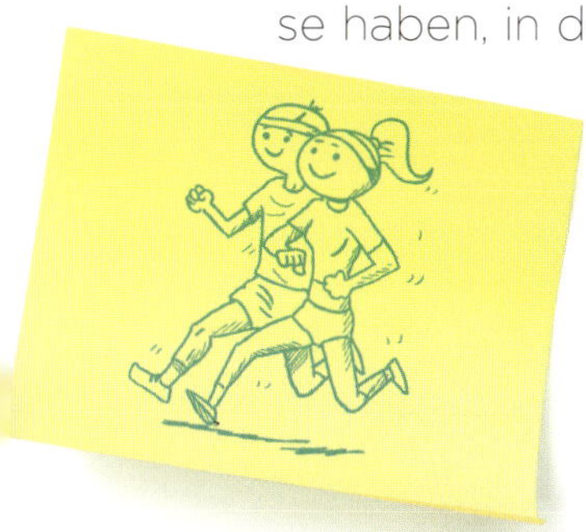

3. Gewohnheiten ändern - so geht's

Wohl kaum etwas fällt uns so schwer, wie Gewohnheiten zu ändern. Viele unserer Handlungen laufen automatisch ab, wir denken gar nicht mehr darüber nach. Diesen Autopiloten in uns abzuschalten, ist richtig mühsam, und neue Gewohnheiten zu etablieren ein schweres Stück Arbeit. Morgens eine halbe Stunde früher aufzustehen, um das Fitnessprogramm zu absolvieren, wenn es doch noch so warm und gemütlich im Bett ist oder man dafür auf etwas Schlaf verzichten muss, ist hart. Sich abends noch einmal die Sportschuhe anzuziehen, wenn man müde und abgekämpft auf die Couch sinken möchte, bedarf einiger Überwindung. Und das so lange durchzuhalten, bis es seinerseits selbst zur Gewohnheit geworden ist, verlangt Disziplin und einen festen Willen. Möglich aber ist es. In der Hirnforschung ist der Mechanismus der Gewohnheiten inzwischen recht gut dokumentiert.

Zunächst haben Gewohnheiten natürlich einen evolutionären Sinn. Alles, was wir gewohnheitsmäßig tun, erfordert kaum Denkleistung, spart also Energie und wir können unsere Gedanken wichtigeren Aufgaben zuwenden. Gewohnheiten verhindern also, dass wir uns in Nebensächlichkeiten verzetteln, ersparen uns, permanent die gleichen Entscheidungen treffen zu müssen und das Gehirn hat Ressourcen für wichtigere Dinge frei.

Gerhard Roth, Psychologe und Hirnforscher, erklärt den Wirkmechanismus von Gewohnheiten so: Gewohnheitsmäßige Handlungen werden mit einem Auslöserreiz verknüpft und in einem bestimmten Bereich des Gehirns abgespeichert, den sogenannten Basalganglien. Wann immer man diesem Auslöserreiz ausgesetzt wird, läuft die abgespeicherte Handlung ganz automatisch ab und das limbische System schüttet - quasi als Belohnung - Opioide, das sind Glücksbotenstoffe, aus. Um diesen angenehmen Zustand möglichst oft zu erleben, strebt man nach Wiederholungen und jede Wiederholung verfestigt ihrerseits die Gewohnheit.

Dummerweise ist dieser Bereich im Gehirn aber nicht in der Lage, die Gewohnheit zu bewerten, kann also zwischen *guten* und schlechten Angewohnheiten nicht unterscheiden. Obendrein haben wir keinen bewussten Zugriff auf diese Prozesse. Trotzdem ist es möglich, unser Gehirn zu überlisten. Wie? Durch *Überschreiben*. Schlechte Gewohnheiten mit neuen, *guten* und *nützlichen* überschreiben. Klingt mühsam und ist es auch ein wenig, weswegen viele daran scheitern. Wenn man aber einmal den Prozess verstanden hat, fällt es leichter, an der richtigen Stelle einzugreifen, und es gelingt eher, neue, gewünschte Gewohnheiten zu etablieren. Etwas Geduld muss man aber mitbringen.

Es ist möglich, unser Gehirn zu »überlisten«.

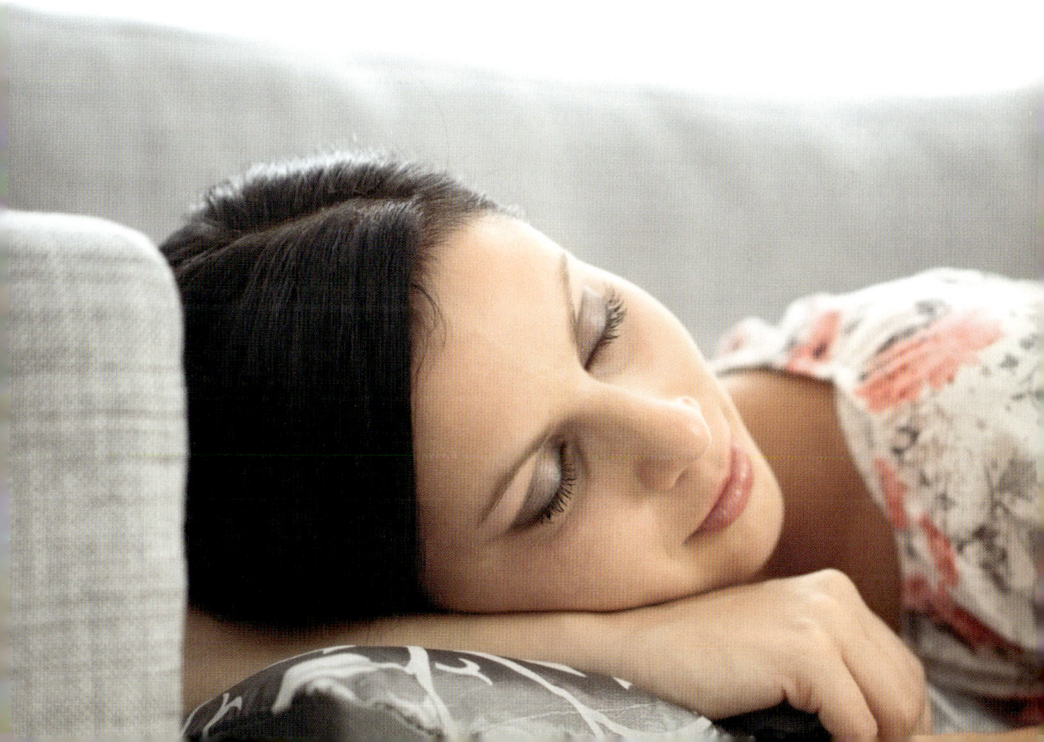

Und wie funktioniert das nun genau?

Dazu muss man zunächst die alte, *schlechte* Gewohnheit identifizieren. Nehmen wir folgendes Beispiel: Sie fahren mit dem Auto zur Arbeit. Das Büro liegt im zweiten Stock. Sie benutzen den Fahrstuhl von der Tiefgarage bis in Ihr Büro, sitzen bis zur Mittagspause am Schreibtisch, plaudern mit den Kollegen am Mittagstisch, sitzen bis zum Feierabend wieder am Schreibtisch, fahren mit dem Fahrstuhl in die Tiefgarage, mit dem Auto nach Hause und legen dort nach getaner Hausarbeit die Beine hoch und genießen den Feierabend vor dem Fernsehapparat. Das ist vermutlich kein ungewöhnlicher Tagesablauf. Und es ist bequem. Schließlich ist so ein Arbeitstag lang und anstrengend genug. Leider ist das für den Rücken auf Dauer äußerst ungesund. Fahrstuhlfahren und vieles im Sitzen zu erledigen, ist eine angenehme, aber eben eine unerwünschte Gewohnheit. Auslöser ist dabei also der Fahrstuhl, eventuell auch der allgemeine Tagesablauf im Büro. Beginnen Sie zunächst damit, sich dieser Gewohnheit bewusst zu werden. *»Ich steige aus dem Auto und drücke automatisch auf den Fahrstuhlknopf«* oder *»Die Tasse Kaffee und der Plausch mit den Kollegen nach dem Mittagessen sind ein Muss«* oder *»Sobald es Zeit für die Abendnachrichten wird, zieht es mich auf die Couch«*. Wann immer Sie sich dessen bewusst werden, führen Sie eine neue Handlung aus: Machen Sie z. B. eine bestimmte Handbewegung oder einen Strich auf einem Notizzettel. Sinn der Übung ist, sich des Automatismus dieser Gewohnheit bewusst zu werden und herauszufinden, was diese au-

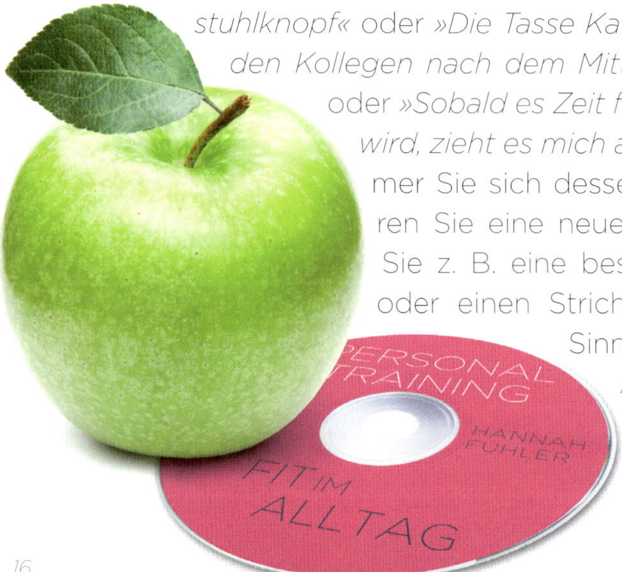

tomatische Handlung in Gang setzt. Nach einiger Zeit kommen Sie sich so auf die Schliche. Dann überlegen Sie, was für ein Bedürfnis Sie damit stillen. Warum tun Sie das? Was würden Sie vermissen, wenn Sie das nicht mehr tun würden? In einem nächsten Schritt müssen Sie eine neue Gewohnheit finden, die diese Bedürfnisse möglichst genauso gut stillt. Wie wäre es, für kurze Wege das Fahrrad zu nehmen und das Auto stehen zu lassen? Mit den Kollegen einmal um den Block zu laufen, anstatt in der Kantine sitzen zu bleiben, oder sich vorzunehmen, nach dem Abendessen noch einen schönen Spaziergang zu machen? Sobald Sie adäquaten Ersatz gefunden haben, müssen Sie nur noch darauf achten, wann sich der »Autopilot« wieder einschaltet, und die entsprechende Ersatzhandlung ausführen. Nach und nach überschreibt man so alte Gewohnheiten und ersetzt sie durch neue, erwünschtere.

Finden Sie Gewohnheiten, die alte Gewohnheiten ersetzen.

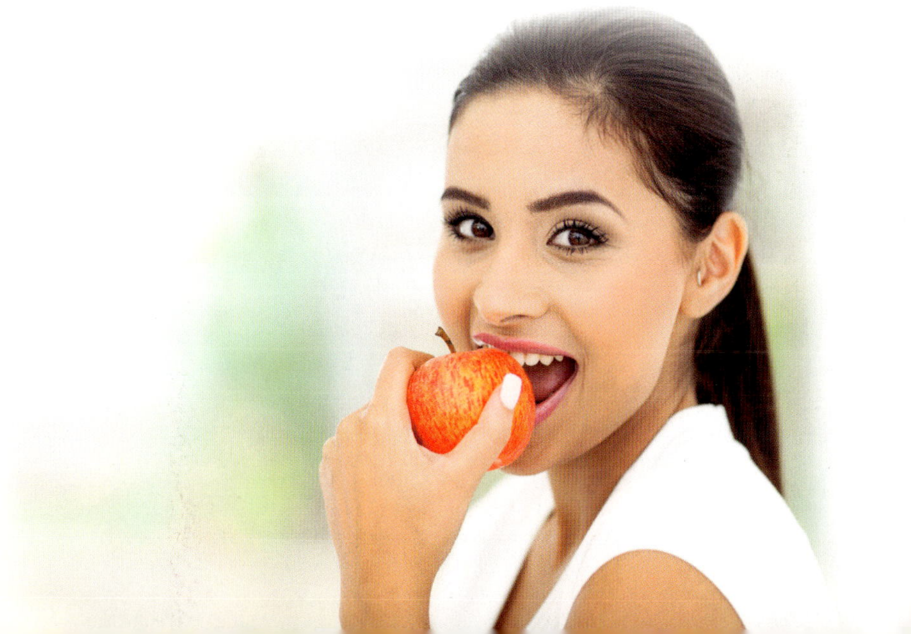

4. Den Alltag rückenfreundlich gestalten

Nicht immer ist unser Alltag so organisiert, dass es unserem Rücken gut tut. Dabei sind es oft nur kleine Veränderungen, die notwendig sind, um unsere Wirbelsäule zu schonen und die Muskeln und Knochen zu stärken.

Richtig liegen - erholt aufwachen

Wenn man bedenkt, dass der Mensch fast ein Drittel seines Lebens mit Schlafen verbringt, klingt es einleuchtend, dass der richtigen Schlafunterlage eine nicht zu unterschätzende Bedeutung zukommt. Wer schlecht liegt, bekommt leicht Rückenschmerzen. Und wer Rückenschmerzen hat, schläft schlecht, weil er nicht gut liegt. Ein Teufelskreis. Welche Matratze die beste ist, lässt sich allerdings nicht pauschal beantworten: ob Latex-, Kaltschaum- oder Federkernmatratze - die Auswahl ist groß. Viel wichtiger als das Material ist aber, dass die Matratze den Rücken überall stützt und das hängt ab von der bevorzugten Liegeposition und dem eigenen Körpergewicht. Um also die optimale Matratze zu finden, gibt es deshalb eigentlich nur einen guten Rat: Probeliegen. Am besten in einem Fachgeschäft und mit Unterstützung eines Fachmanns. Wer dann auch noch auf ein nackenstützendes Kissen, ein gut belüftetes und ruhiges Schlafzimmer achtet, sorgt dafür, dass sich der Rücken und damit der ganze Körper im Schlaf erholen können.

Sitzen ist nicht gleich sitzen

Viele Menschen verbringen einen Großteil des Tages im Sitzen. Auf Schulbänken oder Bürostühlen, in Autos und Bussen, an Kassen oder Maschinen. Umso wichtiger ist es, die eigene Körperhaltung zwischendurch immer wieder zu kontrollieren.

Wer sich fit hält strahlt mehr Lebensfreude aus.

Nur zu gern sacken wir nach kurzer Zeit zusammen, krümmen die Wirbelsäule, lassen die Schultern nach vorne sinken - und beklagen uns anschließend über einen verspannten Nacken und schmerzenden Rücken. Bis zu unglaublichen 125 Kilogramm lasten im Sitzen mit geradem Rücken auf den Wirbeln, bei einem Rundrücken sogar noch wesentlich mehr.

Die Lösung: **»bewegtes Sitzen«.**

Ein ergonomischer Stuhl ist heute eigentlich Standard in den meisten Büros. Viele Stühle und Hocker animieren die Wirbelsäule zusätzlich zu ausgleichenden Bewegungen und manch einer tauscht den Bürostuhl auch einmal - zumindest zeitweise - gegen einen Gymnastikball oder ein Stehpult. Wichtig ist aber vor allem die richtige Sitzhöhe, und auch Bildschirm und Tastatur sollten den ergonomischen Vorschriften der Arbeitssicherheit entsprechen. Achten Sie also auf einen geeigneten Stuhl und erledigen Sie so viele Tätigkeiten wie möglich im Stehen oder Laufen. Für den Büroalltag empfehlen Mediziner die **50-25-25-Regel:** 50% der Zeit sitzend verbringen, 25% der Zeit stehend und die restlichen 25% in Bewegung. Laufen Sie beim Telefonieren herum, schauen Sie bei Kollegen persönlich vorbei, stellen Sie den Papierkorb, Drucker oder Aktenschrank so weit weg, dass Sie aufstehen müssen, um daran zu kommen und unterbrechen Sie Ihre Arbeit immer wieder einmal für ein paar kleine Übungen, wie Sie sie im praktischen Teil und auf der DVD kennenlernen werden.

Das gilt natürlich nicht nur für »Büromenschen«, sondern für alle, die über längere Zeiträume in einer bestimmten Position verharren müssen.

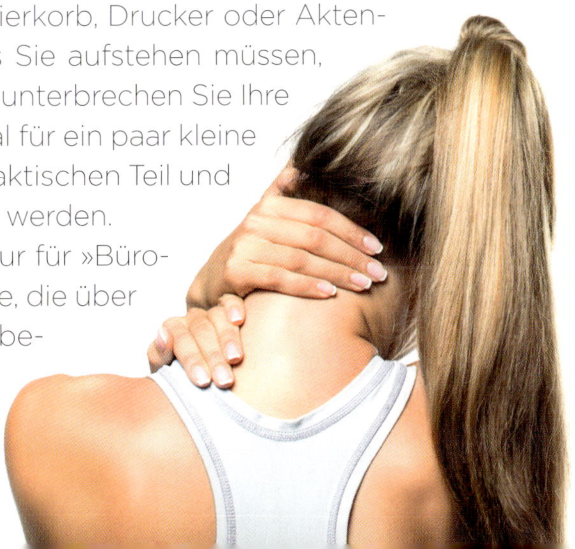

▶ Das bisschen Haushalt ... oder wie man sich Alltag und Freizeit rückenfreundlich gestalten kann

Sitzmöbel, Haushaltsgeräte, Freizeitequipment ... was immer wir über einen längeren Zeitraum benutzen, sollte neben aller Zweckmäßigkeit und einem ansprechenden Design auch rückenfreundlich gestaltet sein. Das beginnt mit der richtigen Schultasche, geht über den geeigneten Autositz und endet bei dem rückenschonenden Rucksack für Wandertouren oder dem ergonomisch durchdachten Staubsauger. Wer neben dem Design auch Wert auf diesen Aspekt legt, hat seinem Rücken schon einen großen Gefallen getan. Dass es sich zusätzlich empfiehlt, auf rückenschonendes Heben oder den kreuzfreundlichen Gebrauch von Werkzeugen aller Art zu achten, sei ebenfalls erwähnt. Krankenkassen und Volkshochschulen halten dazu hilfreiche Informationen bereit oder bieten sogar Kurse, sogenannte Rückenschulen, an.

▶ Wenn Stress und Kummer schwer auf dem Rücken lasten

Schon unsere Sprache zeigt, dass psychische Probleme und Rückenbeschwerden eng zusammenhängen. Wir bezeichnen Kummer als Last, die auf den Schultern liegt, fühlen uns von Sorgen niedergedrückt oder stehen bei Stress unter AN-spannung, die zu VER-spannungen führen kann.

Sorgen Sie deshalb für ENT-spannung. Zahlreiche Methoden, die sich in Kursen ohne weiteres erlernen lassen, unterstützen Sie dabei. Egal ob Sie sich für Yoga entscheiden oder lieber meditieren, Qi Gong, Tai Chi Chuan oder autogenes Training bevorzugen, sich mit Aromatherapie oder Massagen verwöhnen: Wählen Sie eine Methode, die Sie anspricht und Ihnen gut tut. Manchmal reicht auch schon ein schöner Spaziergang in der Natur, ein gutes Gespräch mit dem Partner oder der besten Freundin, ein gemeinsames Essen mit der Familie, ein Konzert oder, oder, oder ... Vielleicht tun Sie auch einfach einmal eine Zeitlang nichts.

▶ Mens sana in corpore sano: Du bist, was Du isst

Was Rücken und Essen miteinander zu tun haben? Auf den ersten Blick nicht viel. Trotzdem lohnt es sich, dem Thema »gesunde Ernährung« etwas Aufmerksamkeit zu widmen. Schon allein, weil unser moderner Lebensstil mit wenig Bewegung und den vielen industriell verarbeiteten Lebensmitteln zu zahlreichen Stoffwechsel- und Herz-Kreislauf-Erkrankungen führt und vor allem zu der »Pest« unserer Zeit: zu Übergewicht. Und jedes Kilo zu viel ist eine Belastung für die Knochen.

Eine gesunde Ernährungsweise in all ihren Facetten zu beleuchten, würde an dieser Stelle zu weit führen. Wer aber Wert auf einen ausgewogenen Speiseplan legt, sollte darauf achten, viel frisches Obst und Gemüse - möglichst jahreszeitengerecht und aus der Region - zu essen, Fleisch aus biologischer Haltung zu bevorzugen - und das auch eher selten -, frische Kräuter und Gewürze zu verwenden und Fertiggerichte, Fastfood, fett- und zuckerhaltige Lebensmittel zu vermeiden.

Es gibt zahlreiche gute Kochbücher, die Sie mit gesunden und leckeren Rezepten verwöhnen und zu einem kalorienarmen und trotzdem genussvollen Essen hinführen.

An dieser Stelle möchten wir deshalb nur ein paar Ratschläge aus der Praxis des täglichen Trainings geben.

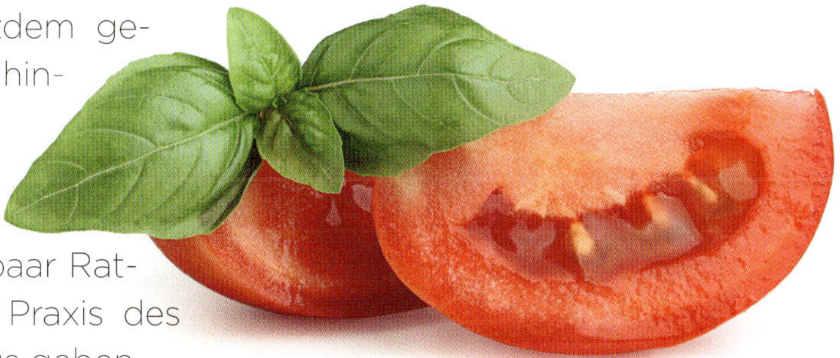

Wenn Sie trainieren wollen, sollte zwischen der letzten Mahlzeit und dem Training mindestens eine Stunde Pause sein. Ebenso sollten Sie möglichst eine halbe oder sogar ganze Stunde vergehen lassen, bevor Sie nach dem Training wieder essen. Wenn Sie dann auch auf Sahnetorte und Schweinshaxe verzichten könnten, wäre das von Vorteil. In der Tat sollten Sie etwas auswählen, das *gute* Kohlenhydrate enthält, um die Energiespeicher wieder zu füllen. Je nach Vorliebe sind das Müsli, Obst oder Vollkornprodukte. So gesund Salat ist, vor dem Training empfiehlt er sich aufgrund seiner blähenden Wirkung nicht. Wer stattdessen zu einem Hüttenkäse mit ein paar frischen Früchten greift, hat eine gute Alternative. Aber auch andere eiweißhaltige Lebensmittel sind ideal. Als Faustregel gilt: wenn etwa eine Stunde nach dem Training erst der Hunger einsetzt, haben Sie alles richtig gemacht.

Trinken ist wichtig. Das ist inzwischen allgemein bekannt. Dass dabei die Rede von Mineralwasser (möglichst stillem), verdünnten Obstschorlen oder ungesüßten Kräutertees die Rede ist und nicht von Kaffee, zuckerhaltigen Limonaden oder gar alkoholischen Getränken, ebenfalls. Durch Schwitzen verliert der Körper beim Training extrem viel Flüssigkeit. Deshalb ist es wichtig, auch durchaus während des Trainings immer wieder einmal einen Schluck Wasser zu trinken. Warten Sie nicht, bis Sie das Gefühl haben, der Mund ist trocken! Nutzen Sie die Pause zwischen zwei Übungen und trinken Sie ein paar kleine Schlucke Wasser. Über den Tag verteilt sollten Sie insgesamt auf 1-1,5 Liter kommen, wenn Sie sich sportlich betätigen sogar auf 2,0-2,5 Liter. Dass während des Trainings nicht gegessen werden sollte, sei ebenfalls noch erwähnt.

5. Noch ein Wort zur Ausrüstung

Generell gilt: eine spezielle Ausrüstung benötigen Sie nicht. Bequeme Kleidung, die Sie in der Bewegungsfreiheit nicht einschränkt, die aber auch nicht rutscht, ein paar vernünftige Sportschuhe, die die Gelenke schonen, und schon kann es losgehen. Für die Übungen am Boden ist eine rutschfeste Gymnastikmatte empfehlenswert.

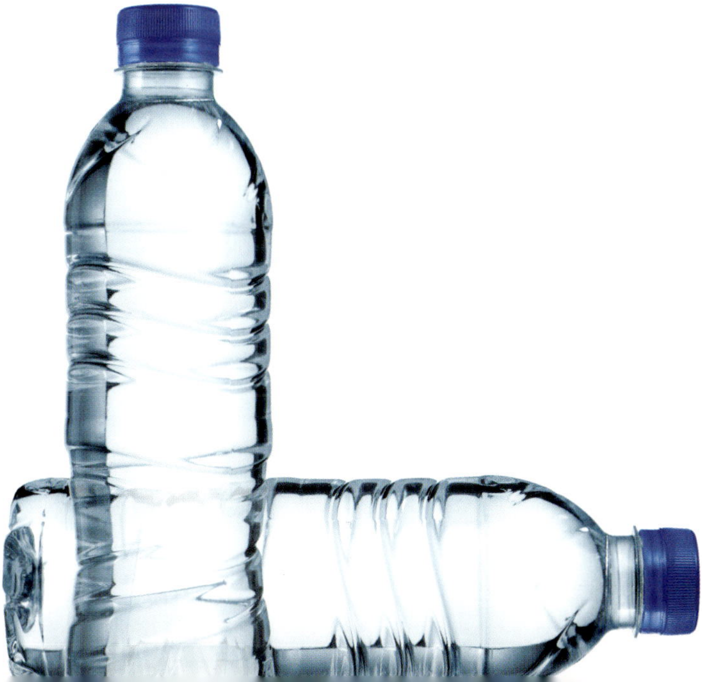

▶ 6. Skelett und Muskelapparat – ein bisschen Anatomie

Bevor es aber nun richtig losgeht, wollen wir uns noch ein wenig mit Anatomie beschäftigen. Wenn Sie den groben Aufbau der Wirbelsäule und der einzelnen Muskelgruppen kennen, verstehen Sie einfacher, wozu die jeweiligen Übungen gut sind und können Verletzungen durch falsches Trainieren vermeiden.

Unsere Wirbelsäule besteht aus 34 Wirbelkörpern mit jeweils einer Bandscheibe dazwischen, die - insgesamt zu einem doppelförmigen »S« gebogen - eine semirigide, also halbfeste Achse bilden. Gehalten von Bändern und Muskeln, verfügt unser Körper über eine Konstruktion, die die aufrechte Haltung ermöglicht, den Kopf und den Oberkörper mit den Organen trägt und diese auf dem Becken und den Beinen balancieren kann. Obendrein erlaubt sie uns erstaunliche Bewegungen in alle möglichen Richtungen. Dazu benötigen wir natürlich die Muskeln, die wir in dem Übungsprogramm der DVD gezielt trainieren wollen.

> Wer gut trainiert ist, kann Haltungsschäden vorbeugen.

Das sind vor allem die Brust-, Bauch- und Rückenmuskeln, aber natürlich auch die wichtigsten Arm- und Beinmuskeln.

Die Bauchmuskeln lassen sich in die oberflächliche und die tiefe Bauchmuskulatur unterteilen, wobei die oberflächlichen an der Rumpfwand vor der Bauchhöhle liegen, während die tiefen an der Wirbelsäule lokalisiert sind. Natürlich sind viele Muskeln an den einzelnen Bewegungen beteiligt, sie jedoch in ihrem Verlauf und ihrer Funktion vollständig zu benennen, würde den Rahmen dieses Buches sprengen. Beschränken wir uns also hier nur auf die (mehr oder weniger) sichtbaren oberflächlichen Muskelgruppen, die auf den Zeichnungen auf Seite 25 gut zu erkennen sind.

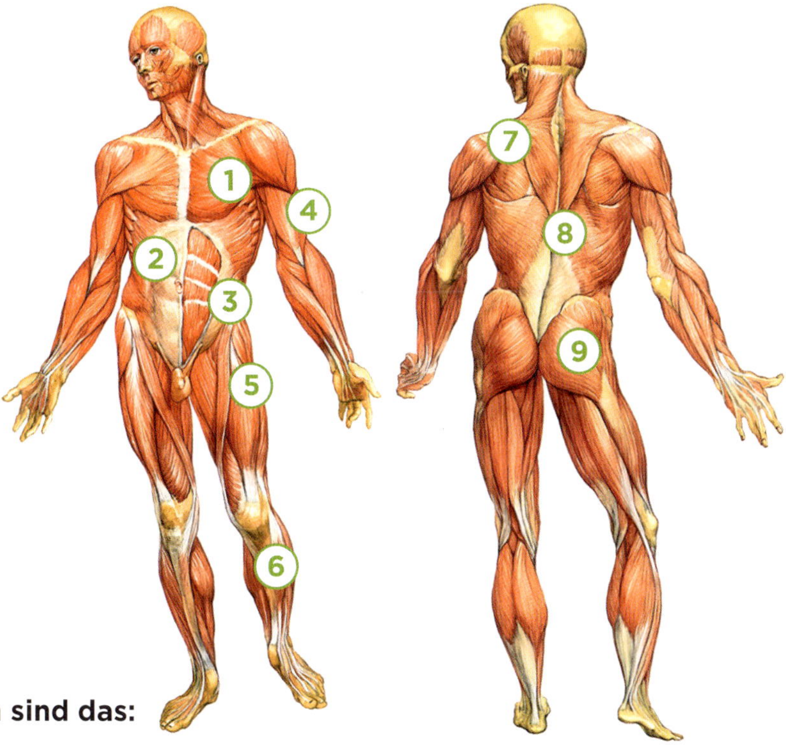

Im einzelnen sind das:

▸ **1. Der große Brustmuskel** *(musculus pectoralis major)*, der den vorderen Rippenbereich bedeckt. Seine Funktion ist es, den Arm zum Körper zu ziehen, ihn nach innen zu rotieren und nach vorne zu ziehen. Zusätzlich ist er ein *Atemhilfsmuskel*, dient also zur Erweiterung des Brustkorbs.

▸ **2. Der gerade Bauchmuskel** *(rectus abdominis)*, der zu beiden Seiten der Mediallinie (das ist die Linie, die den Körper in eine gedachte rechte und linke Hälfte teilt) des Bauches, der linea alba, verläuft und 3 bis 4 sehnige Querleisten, die sogenannten Schaltsehnen des geraden Bauchmuskels, aufweist. Er beginnt unterhalb des Brustbeins und der 5. bis 7. Rippe und endet am Schambein. Er ist für die Beugung der Wirbelsäule verantwortlich, also für das Aufrichten des Oberkörpers aus der Rückenlage, das Vorwärtsbeugen aus dem Sitz oder dem Stand oder auch das Anheben des vorderen Beckenrands. Gut trainiert und ohne Fettgewebe bildet er das sogenannte »Sixpack«.

▶ **2. Die seitliche Bauchmuskulatur** *(obliquus externus abdominis)*: sie verläuft schräg von den Außenflächen der 5. bis 12. Rippe bis zu der bereits erwähnten linea alba bzw. der großen Sehnenhülle, die den geraden Bauchmuskel umgibt, und bis zum Darmbein. Als größter der Bauchmuskeln ist seine Aufgabe die Drehung des Oberkörpers zur Gegenseite und die Neigung des Rumpfes zur selben Seite. Zusätzlich wirkt er bei der Aufrichtung des Oberkörpers ebenso mit wie beim Anheben des vorderen Beckenrands und beim Ausatmen.

▶ **4. Die Unter- und Oberarmmuskulatur, mit den Hauptmuskeln: *Oberarmmuskeln*** *(biceps brachii und triceps brachii)*, ***runder Einwärtsdreher*** *(brachioradialis)*, ***Handstrecker und –beuger*** *(extensor carpi radialis / ulnaris, flexor carpi radialis / ulnaris)* und ***Deltamuskel*** (deltoideus), deren Zuständigkeit natürlich sämtliche Bewegungen des Armes sind.

▶ **5. Die Oberschenkelmuskulatur** bestehend aus dem ***langen Anzieher*** *(adductor longus)*, den ***zwei- und vierköpfigen Oberschenkelmuskeln*** *(biceps femoris, quadriceps femoris)* und

▶ **6. Die Schienbeinmuskulatur** mit dem ***langen und kurzen Wadenbein*** (peroneus s. fibularis longus bzw. brevis), dem ***Schollenmuskel*** *(solleus)*, dem ***inneren Wadenmuskel*** *(gastrocnemius)* und dem ***vorderen Schienbeinmuskel*** *(tibialis anterior)*, dank denen wir unsere Beine bewegen und unseren Rumpf tragen können.

Ebenso wichtig wie die Brust- und Bauchmuskulatur zu trainieren, ist es natürlich, die Rückenmuskulatur zu stärken, von der hier ebenfalls nur die wesentlichen oberflächlichen Muskeln genannt werden sollen:

▸ **7. Der dreigeteilte Trapez- oder Kappenmuskel** *(trapezius)*, der im Bereich des Nackens und des oberen Rückens liegt und vorrangig die Schultern anhebt und die Schulterblätter zusammenführt.

▸ **8. Der breite Rückenmuskel** *(latissimus dorsi)*. Er verläuft von den unteren Brustmuskeln, den Lendenwirbeln, dem Kreuzbein, dem Lendenkamm und den unteren Rippen zum Oberarm. Neben der Stabilisierung der Wirbelsäule dient er zum Heranziehen des Arms an den Körper, zu seiner Rückführung auf den Rücken und zur Seitwärtsneigung des Rumpfes.

▸ **9. Der große Gesäßmuskel** *(gluteus maximus)*, der als größter und kräftigster Muskel beim Menschen nicht nur für den aufrechten Gang unerlässlich ist, sondern auch für sämtliche Bewegungen des Oberschenkels.

Aus der Beschreibung der Muskeln ergeben sich zwangsläufig die entsprechenden Übungen, die den jeweiligen Muskel bzw. die Muskelgruppe trainieren und stärken.
Da Bauch- und Rückenmuskeln bei allen Seitwärts- und Drehbewegungen des Körpers zusammenarbeiten, die Bauchmuskeln also die Rückenmuskulatur unterstützen oder als Gegenspieler dienen, ist es natürlich wichtig, sämtliche Muskelgruppen zu trainieren. Es ist also immer angeraten, die Übungen abwechslungsreich zu gestalten und jede Form von Einseitigkeit zu vermeiden.

So, nach so viel Theorie geht es jetzt wirklich los!

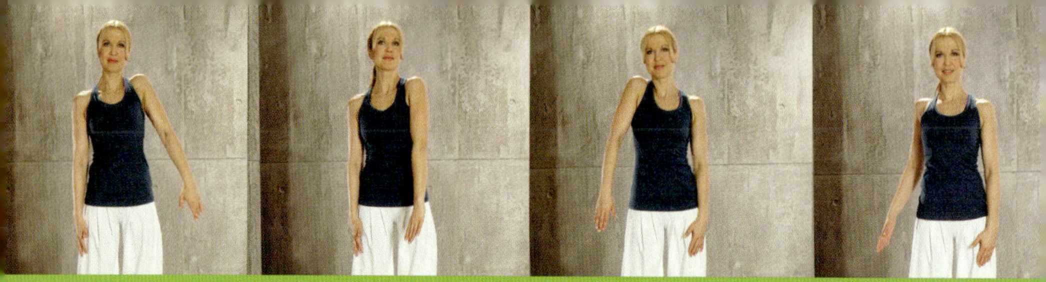

2. Der praktische

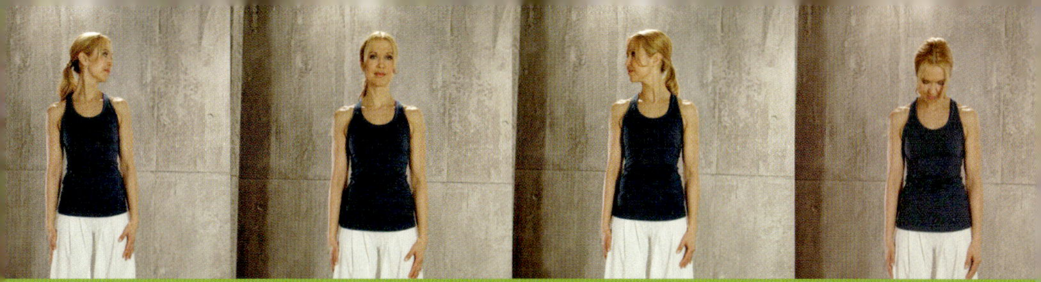

Teil: Die Übungen

1. Warm-up

▶ 1. Ankommen: tiefes Ein- und Ausatmen

▶ Step 1: Stellen Sie sich aufrecht hin, die Füße hüftbreit auseinander, Fußspitzen nach außen, die Knie locker, die Arme hängen ebenfalls locker an den Seiten herab.

▶ Step 2: Die Arme seitlich mit Kraft und Energie über den Kopf ziehen und tief einatmen. Die Knie bleiben locker, der Rücken gerade.

▶ Step 3: Beim Ausatmen die Arme wieder senken und auch hier möglichst viel Luft aus der Lunge atmen. Die Übung einige Male wiederholen.

Die Übung einige Male wiederholen.

Wozu ist die Übung gut?

Der Körper wird »erwärmt«, Sauerstoff wird aufgenommen und der Kreislauf so auf das anstehende Training vorbereitet.

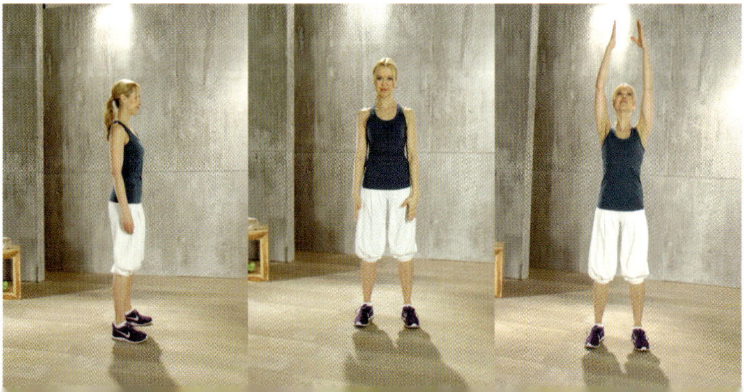

▶ 2. Schulterkreisen - einseitig

▶ Step 1: Stellen Sie sich aufrecht hin, die Füße wieder leicht auseinander, die Knie locker, die Arme hängen ebenfalls locker an den Seiten herab.

▶ Step 2: Lassen Sie dann zuerst die rechte Schulter langsam in großen Bewegungen kreisen. Acht Mal von vorne nach hinten, dann acht Mal von hinten nach vorne und noch einmal acht Mal von vorne nach hinten.

Je nach Kondition ein oder zwei Mal wiederholen und dann die linke Schulter kreisen lassen.

Wozu ist die Übung gut?

Schulter- und Nackenmuskulatur werden gelockert, die Muskeln für das Training aufgewärmt. Lassen Sie die Übung immer mit Kreisen von vorne nach hinten enden. Das öffnet die Schultern und den Brustkorb, was zu einer aufrechten Haltung führt.

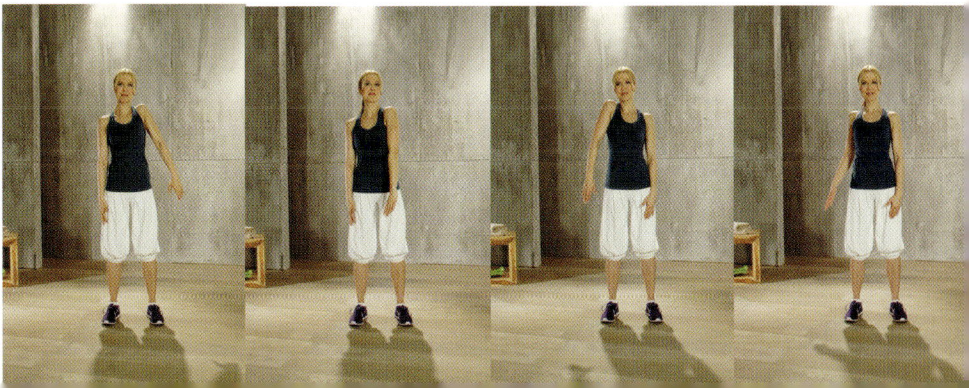

▶ 3. Schulterkreisen - beidseitig

▶ Step 1: Ausgangsposition ist wieder der aufrechte Stand. Die Füße stehen leicht auseinander, die Knie sind locker, die Arme hängen ebenfalls locker an den Seiten herab.

▶ Step 2: Lassen Sie dann beide Schultern gleichzeitig langsam in großen Bewegungen kreisen. Acht Mal von vorne nach hinten, dann acht Mal von hinten nach vorne und noch einmal acht Mal von vorne nach hinten.

Wozu ist die Übung gut?

Der ganze obere Rücken wird gelockert und die Muskeln werden für das Training aufgewärmt. Lassen Sie auch diese Übung immer mit Kreisen von vorne nach hinten enden.

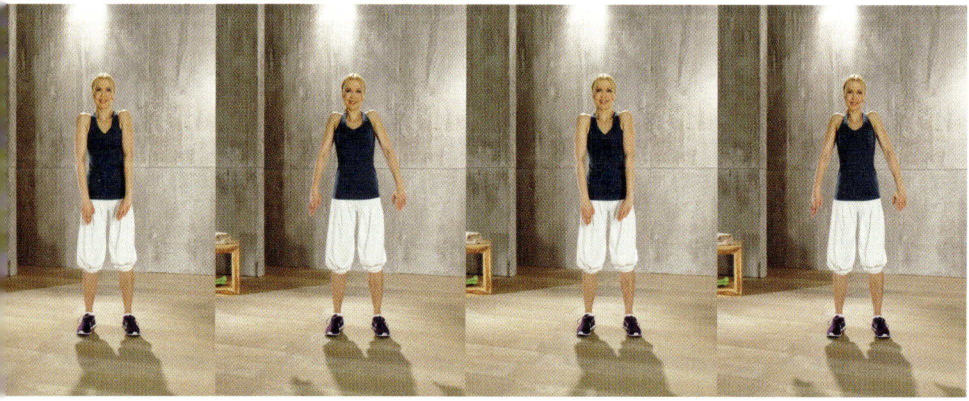

▶ 4. Halswirbelsäule mobilisieren

▶ Step 1: Stellen Sie sich aufrecht hin, die Füße wieder leicht auseinander, die Knie locker, die Arme hängen ebenfalls locker an den Seiten herab. Die Wirbelsäule befindet sich in einer neutralen Stellung.

▶ Step 2: Atmen Sie ein und mit dem Ausatmen drehen Sie den Kopf sanft nach rechts.

▶ Step 3: Mit dem nächsten Atemzug ziehen Sie den Oberkörper mit den Armen nach links. Auch hier bleibt der untere Rücken ruhig.

Wozu ist die Übung gut?

Mit dieser Übung verbessern Sie die Beweglichkeit der Brustwirbelsäule.

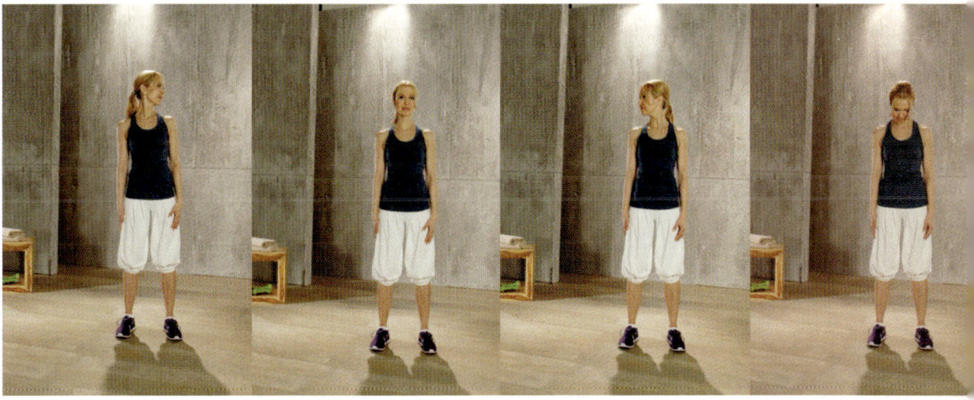

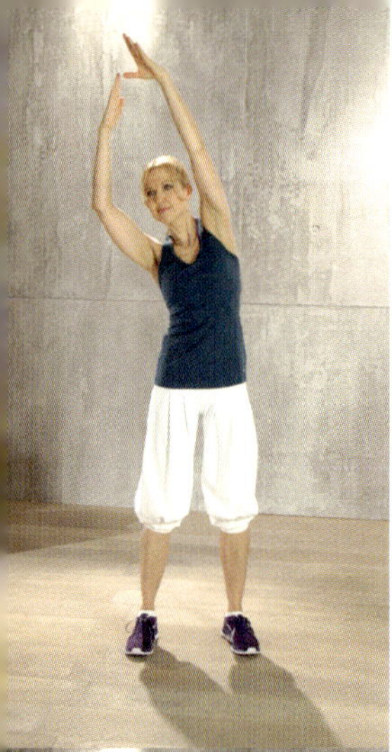

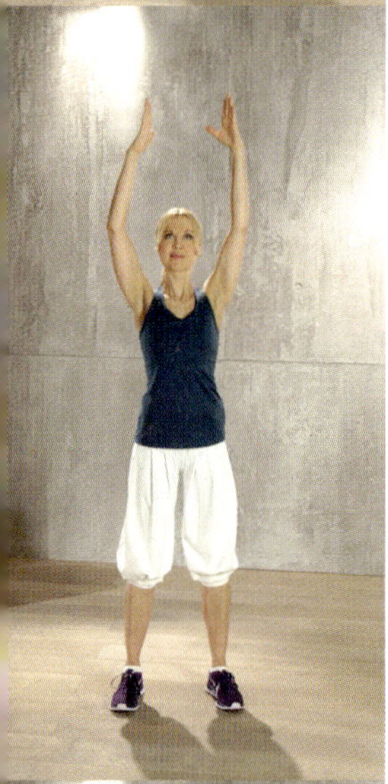

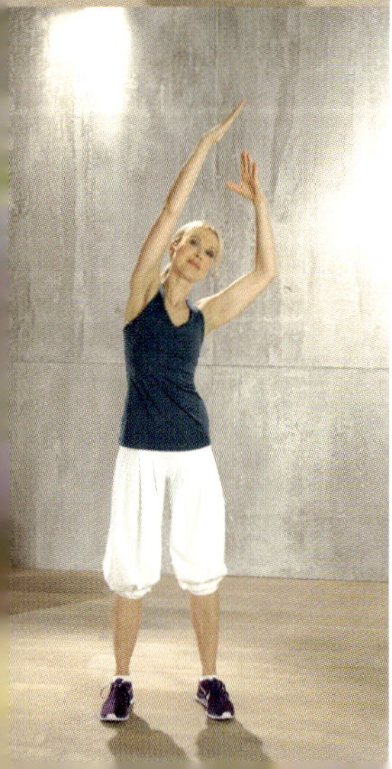

▶ 5. Brustwirbelsäule mobilisieren

▶ **Step 1:** Ausgangsposition ist der aufrechte, lockere Stand. Die Füße stehen leicht auseinander, die Knie sind locker, die Arme hängen ebenfalls locker an den Seiten herab. Das Becken ist aufgerichtet in einer neutralen Position.

▶ **Step 2:** Heben Sie nun die Arme über den Kopf und ziehen Sie mit den Armen den Oberkörper zunächst nach rechts. Achten Sie darauf, dass der untere Rücken ruhig bleibt. Die Bewegung kommt aus der Brustwirbelsäule.

▶ **Step 3:** Mit dem nächsten Atemzug ziehen Sie den Oberkörper mit den Armen nach links. Auch hier bleibt der untere Rücken ruhig.

Achten Sie darauf, die Bewegungen kontrolliert auszuführen und den Oberkörper nur so weit zu beugen, wie es Ihnen gut tut.

Wozu ist die Übung gut?

Mit dieser Übung verbessern Sie die Beweglichkeit der Brustwirbelsäule.

6. Die ganze Wirbelsäule mobilisieren

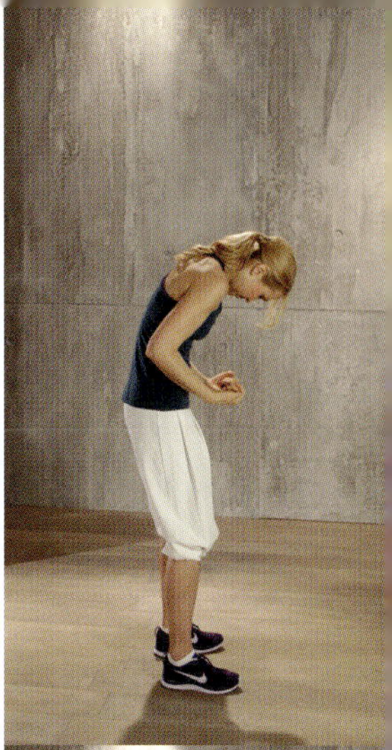

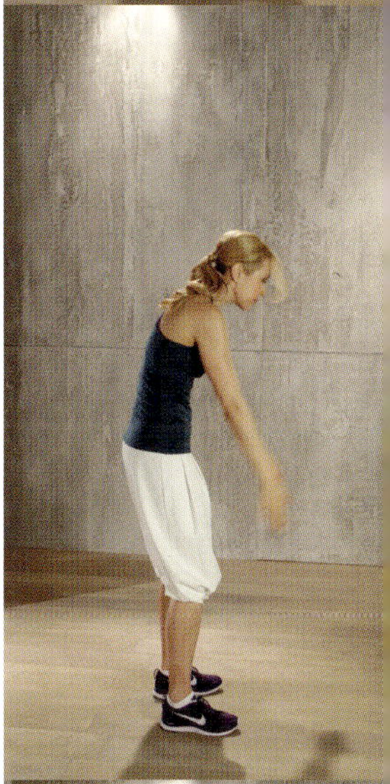

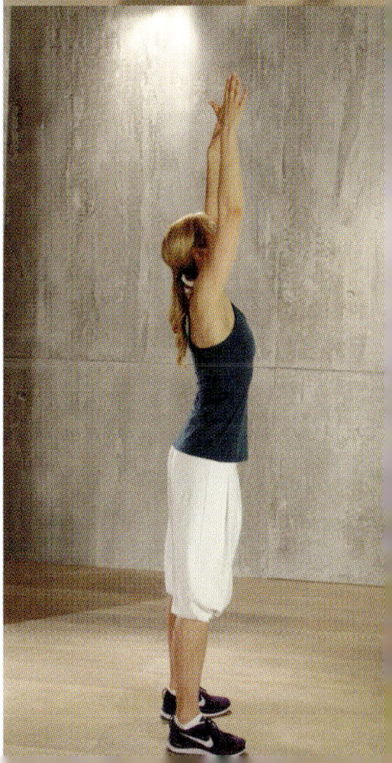

Step 1: Ausgangsposition ist erneut der aufrechte, lockere Stand. Die Füße stehen wieder leicht auseinander, die Knie sind locker, die Arme hängen ebenfalls locker an den Seiten herab. Das Becken ist aufgerichtet in einer neutralen Position.

Step 2: Atmen Sie ein und heben Sie dabei die Arme vor dem Körper hoch über den Kopf. Stellen Sie sich vor, Sie wollen ein imaginäres Seil greifen.

Step 3: Beim Ausatmen »ziehen« Sie dieses imaginäre Seil wieder vor dem Körper herunter bis in Beckenhöhe, indem Sie den Rücken langsam Wirbel für Wirbel rund machen. Die Ellbogen liegen dabei eng am Körper an.

Step 4: Mit dem nächsten Atemzug nehmen Sie die Arme wieder hoch über den Kopf. Rollen Sie dabei den Rücken wieder langsam Wirbel für Wirbel auf.

Wiederholen Sie diese Übung einige Male.

Wozu ist die Übung gut?

Die Wirbelsäule wird über die gesamte Länge mobilisiert.

▶ 7. Lendenwirbelsäule mobilisieren - Katzenbuckel

▶ Step 1: Beginnen Sie wieder mit dem aufrechten, lockeren Stand. Die Füße leicht auseinander, Arme locker. Der Oberkörper ist leicht nach vorne geneigt. Die Knie sind etwas gebeugt.

▶ Step 2: »Kippen« Sie nun das Becken mit dem Einatmen vor. Dadurch machen Sie ein leichtes Hohlkreuz. Anfänger sollten die Hände auf den Oberschenkeln abstützen.

▶ Step 3: Beim Ausatmen machen Sie den Rücken rund, indem Sie den Rücken Wirbel für Wirbel aufrollen.

Wiederholen Sie auch diese Übung einige Male.

Wozu ist die Übung gut?

Die Wirbelsäule, vor allem aber der untere Rücken, wird mobilisiert. Wie alle Rückenübungen sieht auch diese Übung leichter aus, als sie es in Wirklichkeit ist. Achten Sie darauf, alle Bewegungen kontrolliert und langsam auszuführen.

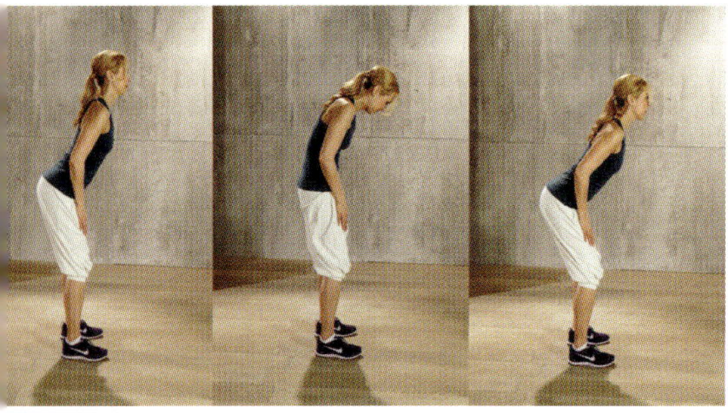

▶ 8. Den »Rückenstrecker« kräftigen

▶ **Step 1:** Ausgangsposition ist wie bei den Übungen zuvor der aufrechte, lockere Stand. Die Füße stehen hüftbreit auseinander, Knie und Arme sind locker. Der Oberkörper ist leicht nach vorne geneigt.

▶ **Step 2:** »Kippen« Sie nun das Becken nach vorne. Die Fußsohlen bleiben am Boden, das Gewicht liegt auf den Fersen, die Knie sind leicht gebeugt.

▶ **Step 3:** Beim Ausatmen kippen Sie nun das Becken weiter nach vorne, gleichzeitig nehmen Sie die Arme nach oben und hinten bis hinter die Ohren. Der Oberkörper wird dabei weiter gebeugt, der Rücken bleibt aber gerade.

▶ **Step 4:** Beim Einatmen nehmen Sie die Arme wieder etwas weiter herunter und richten das Becken dabei auf. Beim Ausatmen gehen Sie mit den Armen wieder hoch und mit dem Becken nach vorne.

Wiederholen Sie auch diese Übung einige Male. Achten Sie darauf, die Bewegungen langsam und kontrolliert auszuführen. Die Kraft bei dieser Übung kommt aus dem oberen Rücken.

Wozu ist die Übung gut?

Der Rückenstrecker wird gekräftigt.

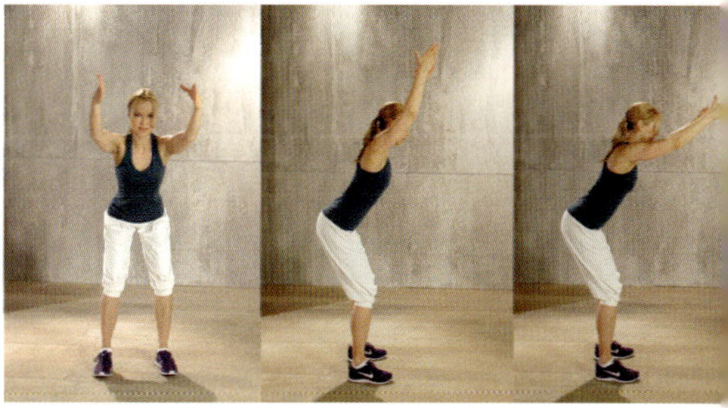

▶ 9. Den Rücken dehnen und aufrollen

▶ Step 1: Sie stehen wieder im aufrechten, lockeren Stand. Die Füße stehen hüftbreit auseinander, Knie und Arme sind locker. Das Becken ist in einer neutralen Position.

▶ Step 2: Legen Sie die Hände auf die Oberschenkel, schieben Sie das Gesäß zurück. Dadurch wird das Becken nach vorne gekippt und der Oberkörper neigt sich automatisch nach vorne. Der Rücken bleibt gerade, die Knie sind leicht gebeugt.

▶ Step 3: Machen Sie dann den Rücken rund, indem Sie ihn Wirbel für Wirbel aufrollen. Achten Sie dabei darauf, das Becken zu stabilisieren und die Bewegungen langsam und kontrolliert auszuführen. Die Bewegung kommt aus der Brustwirbelsäule.

Wenn es Ihnen gut tut, wiederholen Sie diese Übung.

Wozu ist die Übung gut?

Die gesamte Wirbelsäule wird gedehnt und gelockert.

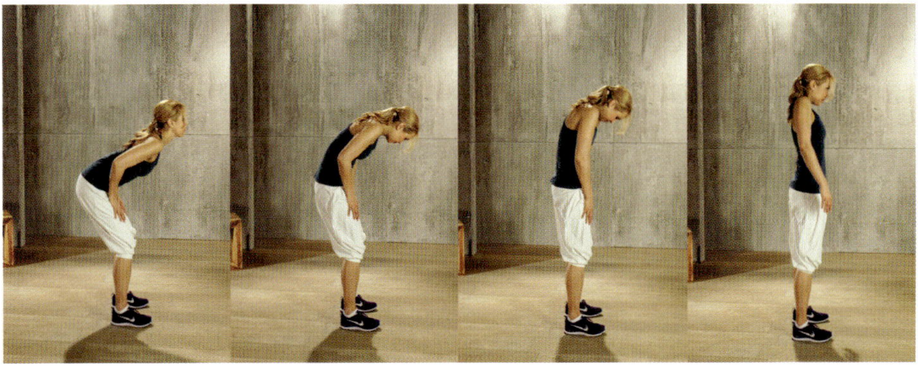

10. Die Brustwirbelsäule »auswringen«

Step 1: Wir beginnen wieder im aufrechten, lockeren Stand. Die Füße stehen hüftbreit auseinander, Knie und Arme sind locker.

Step 2: Nehmen Sie die Arme weit auseinander und spannen Sie den Bauch an.

Step 3: Beim Ausatmen drehen Sie den Oberkörper zunächst nach rechts, »wringen« also die Brustwirbelsäule »aus«. Dabei geht der linke Arm nach vorne, der rechte diagonal nach hinten.

Step 4: Drehen Sie sich zurück, heben Sie die Arme hoch über den Kopf - der Blick folgt den Armen - und atmen Sie dabei ein.

Step 5: Beim nächsten Ausatmen nehmen Sie die Arme wieder in die Waagerechte und drehen den Oberkörper nach links.

Wiederholen Sie die Übung ruhig acht Mal. Achten Sie auf einen festen Stand und die Bauchspannung.

Wozu ist die Übung gut?

Die Bandscheiben werden wie ein Schwamm ausgewrungen und mit frischem Sauerstoff versorgt.

Nach diesem Warm-up geht es nun mit dem eigentlich Workout los.

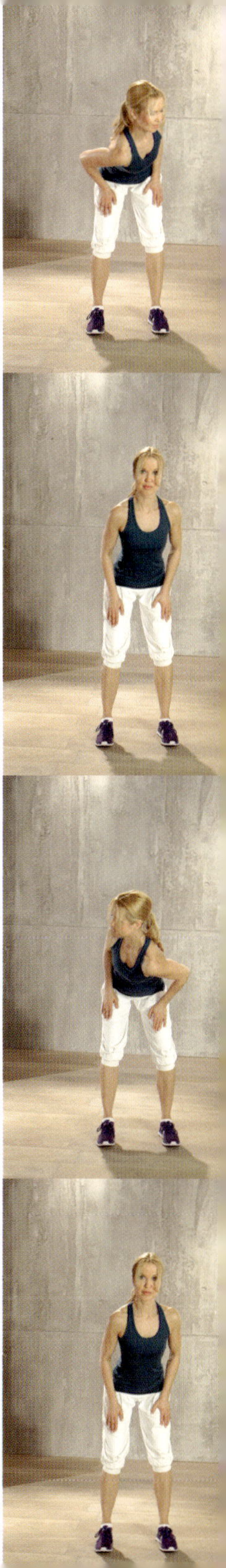

Beginnen wir mit zwei Übungen, die harmlos aussehen, es aber - hintereinander ausgeführt - »in sich« haben!

2. Workout im Stehen

▶ 11. Diagonales Schulter- und Nackentraining

▶ Step 1: Ausgangsposition: der hüftbreite und lockere Stand.

▶ Step 2: Heben Sie die Arme in die Waagerechte und drehen Sie die Arme diagonal in ihrer Längsachse aus dem Schultergelenk heraus, den rechten Arm also vorwärts und gleichzeitig den linken Arm rückwärts. Dadurch ziehen Sie die Schulterblätter von der Wirbelsäule weg und schieben sie beim Rotieren wieder zusammen. Wechseln Sie mit dem nächsten Atemzug die Richtung, ohne die Arme sinken zu lassen.

Anfänger wiederholen diese Übung acht Mal, Fortgeschrittene sechzehn oder vierundzwanzig Mal. Anschließend die Arme sinken lassen und leicht ausschütteln.

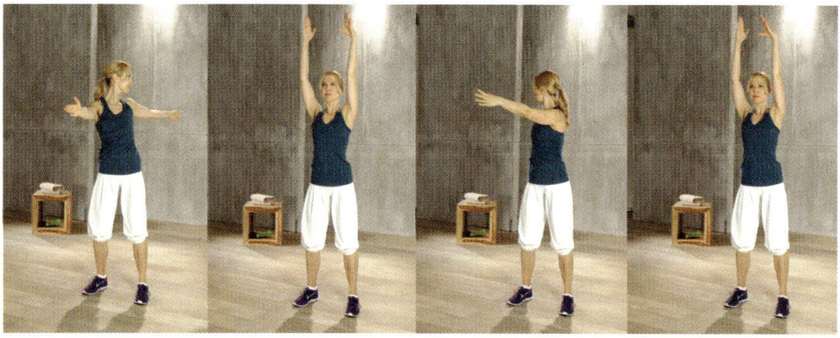

Wozu ist die Übung gut?

Die Schulterblätter und der Nacken werden gekräftigt und gut durchblutet. Außerdem lockern Sie so die zur Verspannung neigende Nacken- und Schultermuskulatur.

▶ 12. Beidseitiges Schulter- und Nackentraining

▶ Step 1: Ausgangsposition ist wieder der hüftbreite und lockere Stand.

▶ Step 2: Heben Sie die Arme erneut in die Waagerechte und nehmen Sie die Schultern nach hinten. Drehen Sie nun die Arme dieses Mal gleichzeitig in ihrer Längsachse aus dem Schultergelenk in einer großen Kreisbewegung zunächst nach hinten.

▶ Step 3: Mit dem nächsten Atemzug drehen Sie die Arme im Schultergelenk wieder mit einer großen Bewegung nach vorne, ohne die Arme sinken zu lassen.

Diese Übung wiederholen Sie acht, sechzehn oder vierundzwanzig Mal. Achten Sie darauf, dass das Becken bei dieser Übung leicht nach hinten geneigt ist.

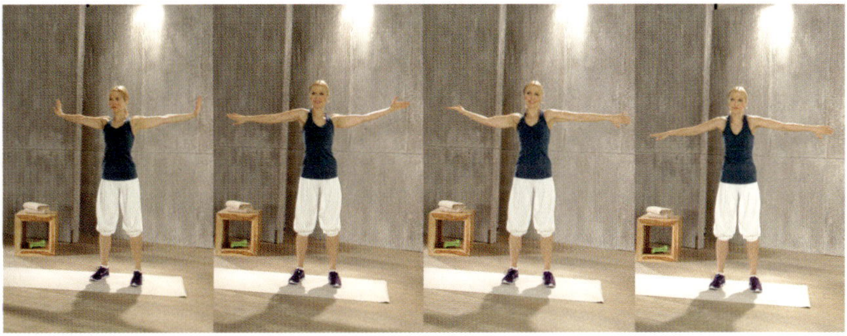

Wozu ist die Übung gut?

Mit dieser Übung kräftigen Sie neben dem Trapezmuskel (und dadurch dem ganzen oberen Rücken) auch die Nackenmuskulatur bis hin zum Schädelansatz.

▶ 13. Intensives Lendenwirbeltraining

▶ Step 1: Bleiben Sie im aufrechten und lockeren Stand, die Füße hüftbreit auseinander.

▶ Step 2: Beugen Sie nun den Oberkörper leicht nach vorne. Die Knie sind leicht gebeugt, das Gewicht liegt auf den Fersen. Legen Sie die Hände auf die Oberschenkel. Das Becken wird aufgerichtet, so dass Sie leicht ins Hohlkreuz gehen. Spüren Sie der Bewegung nach.

▶ Step 3: Mit dem nächsten Atemzug kippen Sie das Becken wieder nach vorne.

Wiederholen Sie diese Übung acht, sechzehn oder vierundzwanzig Mal.

Wozu ist die Übung gut?

Der untere Rücken wird mobilisiert und die Lendenwirbelsäule intensiv gekräftigt.

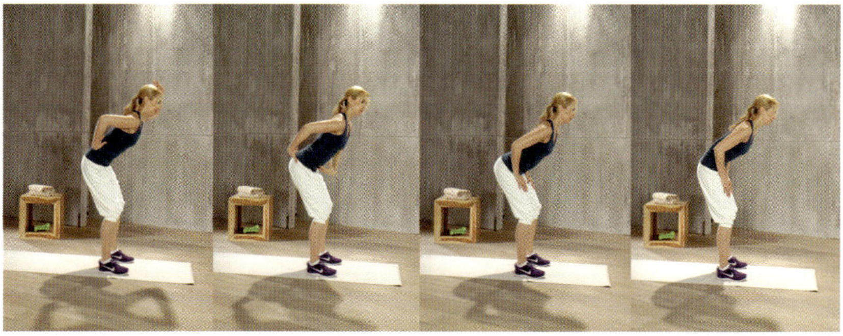

▶ 14. »Propeller«

▶ Step 1: Ausgangsposition ist wie bei ***Übung 13*** der hüftbreite und lockere Stand. Die Knie sind leicht gebeugt. Spannen Sie den Bauch fest an.

▶ Step 2: Heben Sie die Arme in die Waagerechte und lassen Sie die Arme wie Propeller diagonal aus dem Schultergelenk in großen Bewegungen kreisen.

Anfänger wiederholen diese Übung acht Mal zuerst vorne herum und anschließend hintenherum, Fortgeschrittene sechzehn oder vierundzwanzig Mal.

Wozu ist die Übung gut?

Macht nicht nur gute Laune, sondern mobilisiert und kräftigt die Schultermuskulatur und den Rückenstrecker.

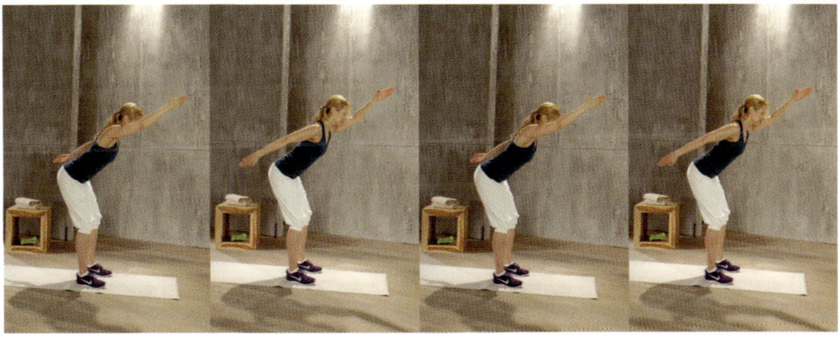

▶ 15. »Flügelschwingen«

▶ Step 1: Ausgangsposition ist noch einmal der hüftbreite und lockere Stand. Der Oberkörper ist leicht nach vorne gebeugt, der Rücken gerade, die Knie sind leicht gebeugt.

▶ Step 2: Spannen Sie die Bauchmuskulatur an und heben Sie beide Arme gleichzeitig über die Seite weit nach oben und hinten, indem Sie die Schulterblätter zusammenschieben. Spüren Sie der Spannung nach.

▶ Step 3: Mit dem nächsten Atemzug nehmen Sie die Arme wieder langsam und kontrolliert nach unten.

Auch diese Übung wiederholen Sie acht, sechzehn oder vierundzwanzig Mal. Hier ist die Bauchspannung wichtig.

Wozu ist die Übung gut?

Der gesamte Rücken wird aktiviert, vor allem die Brust- und Schultermuskulatur.

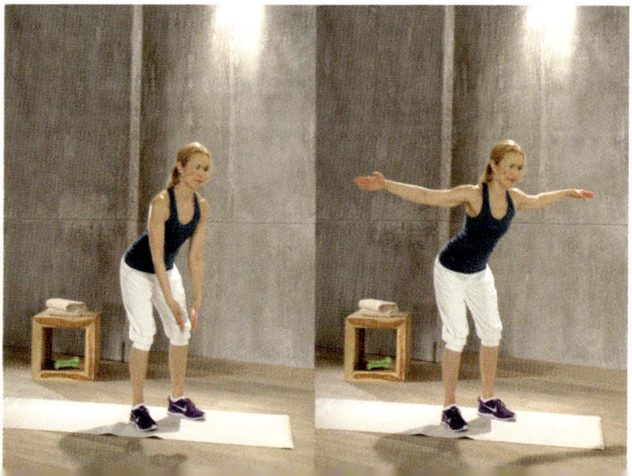

▶ 16. Lendenwirbelsäule mobilisieren - »Katzenbuckel«

Diese Übung entspricht ***Übung 7*** und dient der Lockerung. Machen Sie diese Übung zwischendurch. Das entspannt den Rücken.

▶ Step 1: Beginnen Sie mit dem aufrechten, lockeren Stand. Die Füße leicht auseinander, Arme locker. Die Knie sind leicht gebeugt.

▶ Step 2: »Kippen« Sie nun das Becken nach vorne, indem Sie beim Ausatmen den Bauchnabel Richtung Wirbelsäule ziehen. Dadurch machen Sie ein leichtes Hohlkreuz. Anfänger sollten die Hände auf den Oberschenkeln abstützen.

▶ Step 3: Beim nächsten Ausatmen machen Sie den Rücken rund, indem Sie ihn Wirbel für Wirbel aufrollen.

Wozu ist die Übung gut?

Die Wirbelsäule und vor allem aber der untere Rücken werden mobilisiert und entspannt. Denken Sie daran, alle Bewegungen kontrolliert und langsam auszuführen.

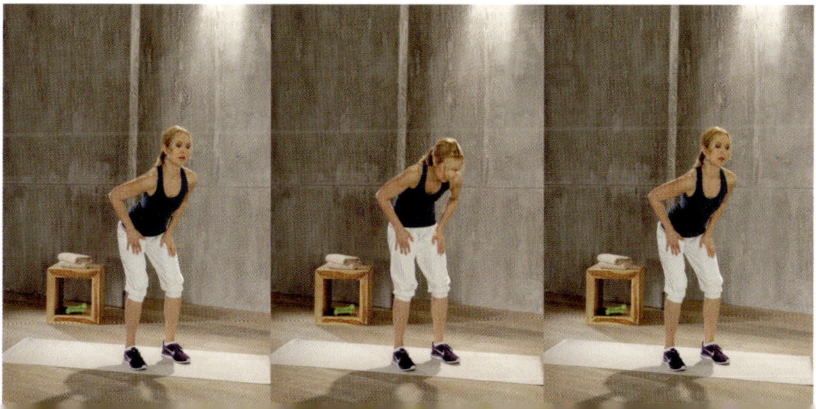

▶ 17. Rückenstrecker

▶ Step 1: Ausgangsposition ist wieder der aufrechte, lockere Stand. Die Füße leicht auseinander. Die Arme sind locker. Die Knie leicht gebeugt.

▶ Step 2: Spannen Sie nun den Bauch an, nehmen Sie beide Arme über den Kopf und strecken Sie den Rücken so lang es geht. Stellen Sie sich vor, jemand wolle Sie an den Armen langziehen. Die Schultern bleiben dabei aber tief.

▶ Step 3: Beim Ausatmen legen Sie die Arme auf den Oberschenkeln ab. Halten Sie die Schultern offen.

Bei den Wiederholungen darauf achten, den Bauch anzuspannen und die Schultern zu öffnen.

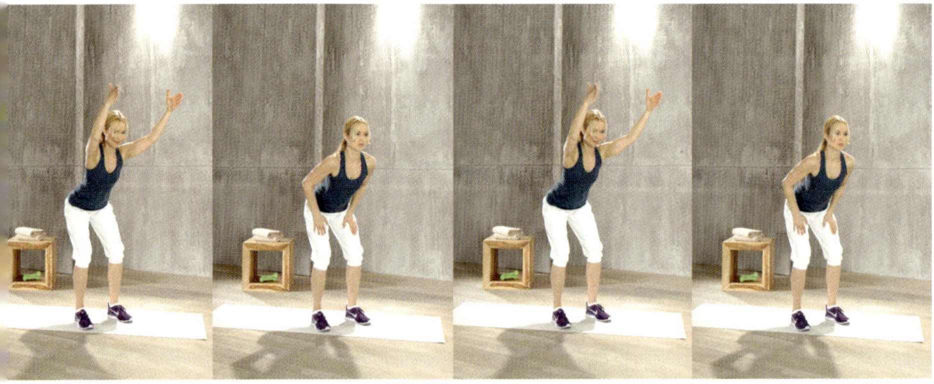

Wozu ist die Übung gut?

Diese Übung ist eine Wohltat für die gesamte Wirbelsäule.

▶ 18. Rückenstrecker - intensiv

▶ Step 1: Ausgangsposition ist wie bei ***Übung 17*** der aufrechte, lockere Stand. Die Füße leicht auseinander. Die Arme sind locker. Die Knie leicht gebeugt.

▶ Step 2: Spannen Sie nun den Bauch an, nehmen Sie beide Arme über den Kopf und strecken Sie den Rücken so lang es geht. Die Schultern bleiben auch hier tief! Stellen Sie sich wieder vor, jemand wolle Sie an den Armen langziehen. Halten Sie die Position.

▶ Step 3: Beim Ausatmen ziehen Sie nun die Arme kraftvoll nach unten und hinten. Achten Sie unbedingt auf die Bauchspannung!

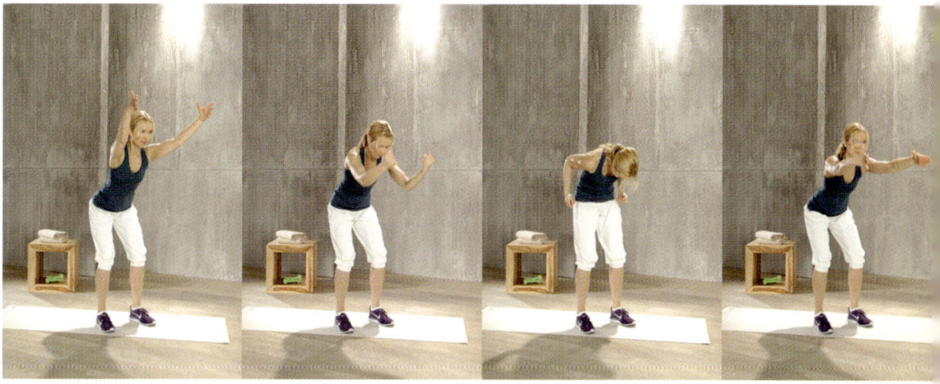

Wozu ist die Übung gut?

Beim Ausatmen ziehen Sie nun die Arme kraftvoll nach unten und hinten. Achten Sie unbedingt auf die Bauchspannung!

▶ 19. Latzug im Stehen

▶ Step 1: Stellen Sie sich wieder in die Ausgangsposition, den aufrechten, lockeren Stand. Die Füße leicht auseinander. Die Knie und die Arme sind locker.

▶ Step 2: Beugen Sie den Oberkörper leicht nach vorne. Der Rücken bleibt gerade. »Greifen« Sie mit beiden Armen hoch über den Kopf.

▶ Step 3: Ziehen Sie beide Arme über die Seite nach hinten und unten. Schieben Sie dabei die Ellbogen zur Seite und heben Sie das Brustbein an. Die Ellbogen »schieben« sich dabei in den Rücken.

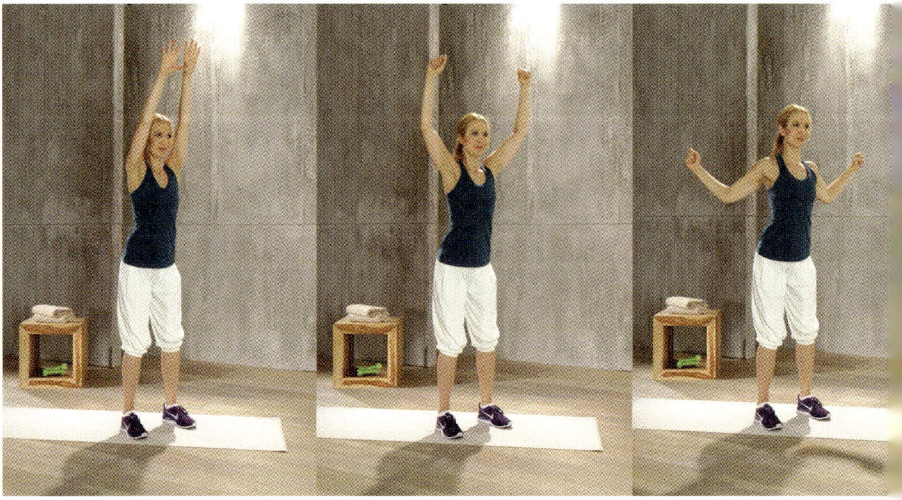

Achten Sie auch hier bei den Wiederholungen darauf, den Bauch anzuspannen und die Schultern zu öffnen.

Wozu ist die Übung gut?

Mit dieser Übung trainieren Sie vor allem den Latissimus, den »breiten Rückenmuskel«.

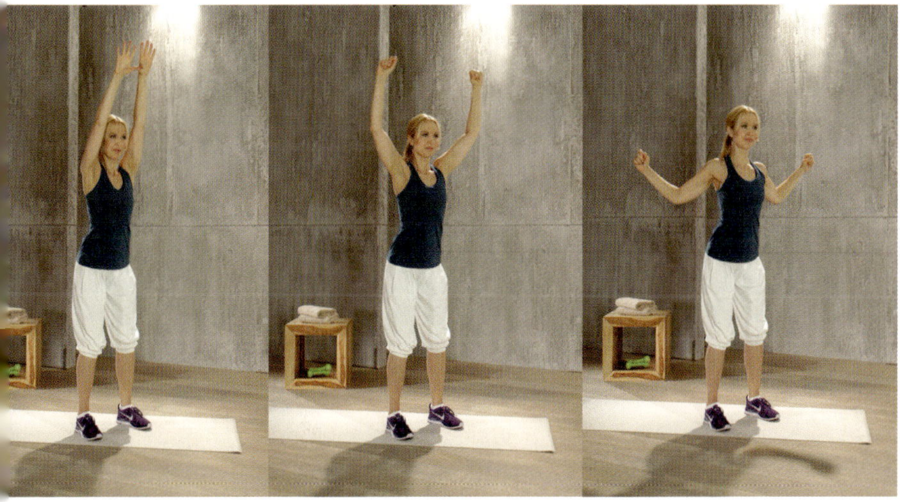

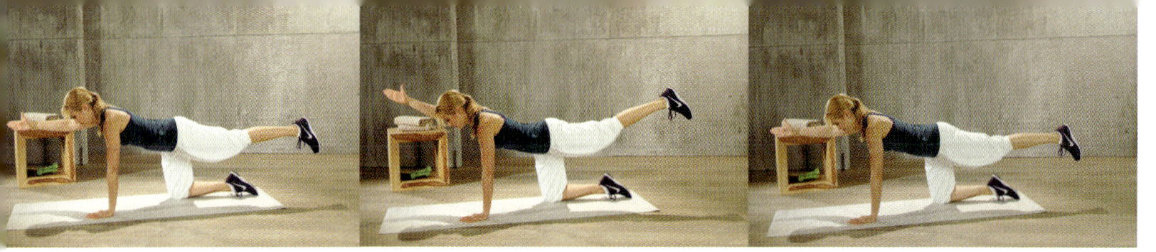

3. Workout am Boden

Für die folgenden Übungen benötigen Sie eine Gymnastikmatte. Ein weicher Teppich oder ein großes Handtuch gehen natürlich auch.

▶ 20. Rückenstrecker

▶ Step 1: Gehen Sie in den Vierfüßlerstand,

▶ Step 2: Heben Sie nun gleichzeitig das rechte Bein und den linken Arm vom Boden. Linker Arm, Rücken und rechtes Bein bilden eine Linie parallel zum Boden.

▶ Step 3: Strecken Sie nun den Arm und das Bein in die Länge leicht nach oben und ziehen Sie die Wirbelsäule so in die Länge. **Achtung: Die Bewegung kommt aus der Gesäßmuskulatur, aus der Wirbelsäule und aus der Schulter.** Position kurz halten und mit dem nächsten Atemzug das Knie und die Hand zurück zum Boden bringen.

Wiederholen Sie diese Übung abwechselnd mit jeder Seite acht, sechzehn oder vierundzwanzig Mal.

Wozu ist die Übung gut?

Kräftigt die Bauch-, Bein-, Brust- und Rückenmuskeln,

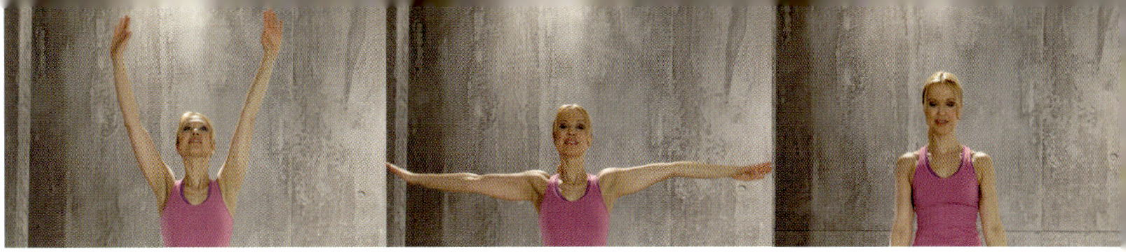

▶ 21. Rückenstrecker - Variation: mit Katzenbuckel

▶ Step 1: Ausgangsposition ist wieder der Vierfüßlerstand.

▶ Step 2: Heben Sie nun gleichzeitig das rechte Bein und den linken Arm vom Boden.

▶ Step 3: Atmen Sie ein und strecken Sie nun den Arm und das Bein in die Länge leicht nach oben und ziehen Sie die Wirbelsäule so in die Länge. Die Bewegung kommt wieder aus der Gesäßmuskulatur, der Wirbelsäule und der Schulter. Halten Sie den Rumpf dabei ruhig. Position kurz halten.

▶ Step 4: Beim Ausatmen das rechte Knie und den linken Ellbogen vor der Brust zusammenbringen. Dabei den Rücken Wirbel für Wirbel rund machen.

▶ Step 5: Strecken Sie beim nächsten Einatmen Arm und Bein wieder. Achten Sie dabei darauf, den Rücken Wirbel für Wirbel wieder abzurollen.

Wozu ist die Übung gut?

Mit diesen Übungen kräftigen Sie den gesamten Rücken und die Gesäßmuskulatur.

▶ 22. »Katzenbuckel«

▶ Step 1: Gehen Sie wieder in den Vierfüßlerstand, stützen Sie sich also mit den Knien und Händen auf dem Boden ab. Die Füße hüftbreit auseinander, Rücken und Hals sind gerade.

▶ Step 2: Rollen Sie nun die Wirbelsäule auf zu einem »Katzenbuckel«. Der Kopf geht dabei Richtung Brust. Position halten.

▶ Step 3: Rollen Sie die Wirbelsäule langsam Wirbel für Wirbel wieder ab und gehen Sie ins Hohlkreuz. Der Hals wird dabei leicht und sanft nach oben gedehnt. Auch diese Position kurz halten.

▶ Step 4: Kommen Sie zurück in die Ausgangsposition.

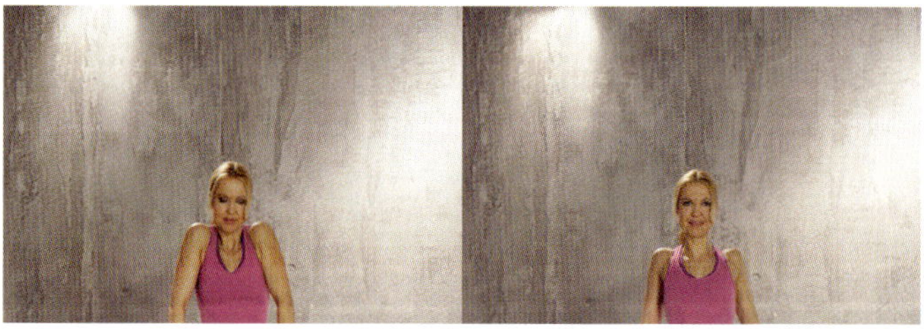

Wiederholen Sie die Übung, wenn es Ihnen angenehm erscheint.

Wozu ist die Übung gut?

Der Rücken wird gedehnt und entspannt.

▶ 23. Ganzkörperstütz

▶ Step 1: Stützen Sie sich mit den Knien und Händen auf dem Boden ab (Vierfüßlerstand). Die Knie und Füße hüftbreit auseinander, Rücken und Hals sind gerade, die Ellbogen locker. Der Blick ist auf den Boden gerichtet.

▶ Step 2: Heben Sie nun die Knie vom Boden. Das Gewicht liegt auf den Armen und Füßen, die Kraft kommt aus den angespannten Oberschenkeln. Der Rücken bleibt gerade. Halten Sie die Position.

▶ Step 3: Kommen Sie zurück in die Ausgangsposition.

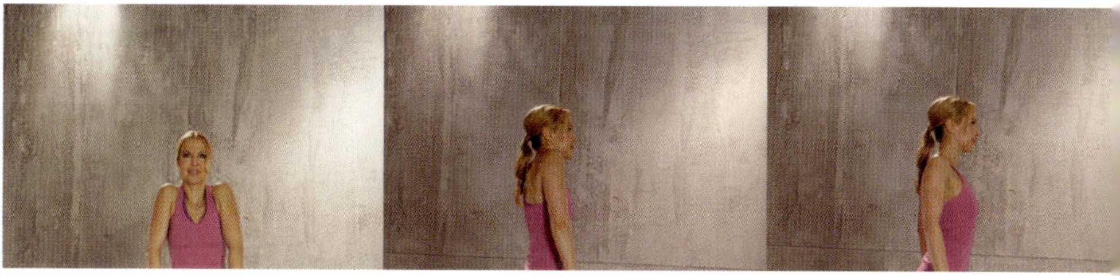

Wiederholen Sie die Übung, wenn es Ihnen angenehm erscheint.

Wozu ist die Übung gut?

Mit dieser Übung kräftigen Sie die Rumpfmuskulatur, aber natürlich auch die Muskeln der Arme und der Oberschenkel.

▶ 24. Rückenstreckermuskulatur trainieren - Bauchlage

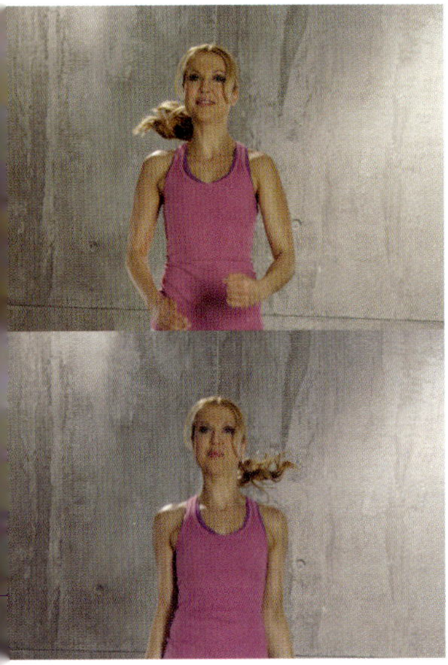

▶ Step 1: Gehen Sie in die Bauchlage. Die Beine sind lang gestreckt. Spannen Sie den Bauch an und strecken Sie die Arme ebenfalls lang nach vorne.

▶ Step 2: Schieben Sie nun das Becken Richtung Boden, ziehen Sie den Bauchnabel ein und heben Sie so die Arme vom Boden. Der Kopf bleibt dabei ruhig. Die Bewegung kommt aus der Schulter und dem Rückenstrecker. Die Beine und Füße bleiben am Boden. Halten Sie die Position kurz.

▶ Step 3: Lockern Sie die Position, jedoch ohne die Arme am Boden abzulegen.

▶ Step 4: Spannen Sie die Schultermuskulatur und den Rückenstrecker mit dem nächsten Atemzug erneut an und heben Sie so die Arme wieder weiter vom Boden weg.

Geübte wiederholen das sechzehn oder vierundzwanzig Mal, Anfänger acht Mal.

Wozu ist die Übung gut?

Kräftigt den gesamten Rücken, besonders den unteren Teil der Schultermuskulatur.

▶ 25. Luftschwimmen

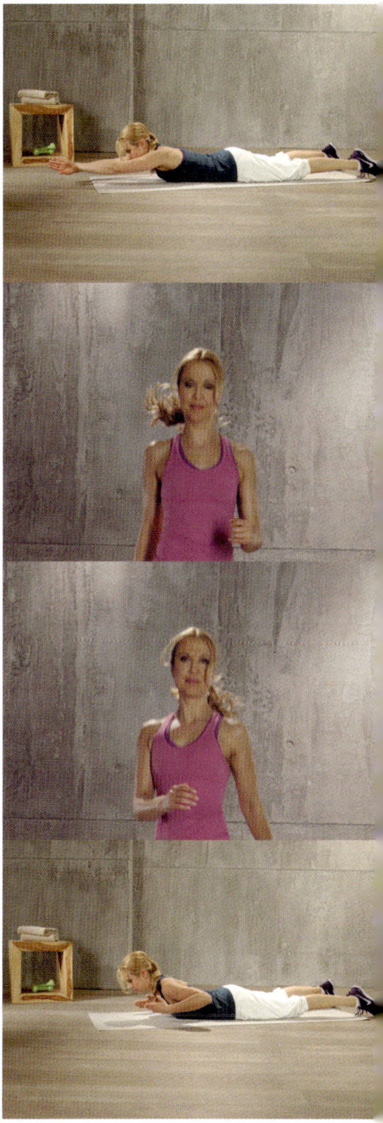

▶ **Step 1:** Ausgangsposition ist wieder die Bauchlage. Die Beine sind lang gestreckt und die Arme liegen ebenfalls lang gestreckt nach vorne. Auf die Bauchspannung achten.

▶ **Step 2:** Spannen Sie nun den Rücken an und heben Sie so den Oberkörper vom Boden. Becken, Beine und Füße bleiben am Boden.

▶ **Step 3:** Machen Sie nun mit den Armen über die Seite weite und ausladende Schwimmbewegungen. Dabei heben Sie beim Ausatmen den Oberkörper weiter an.

Wiederholen Sie die Übung acht, sechzehn oder vierundzwanzig Mal, wenn möglich, ohne den Oberkörper zwischendurch abzulegen.

Wozu ist die Übung gut?

Eine intensive Kräftigung für den Schulterbereich und den oberen Rücken.

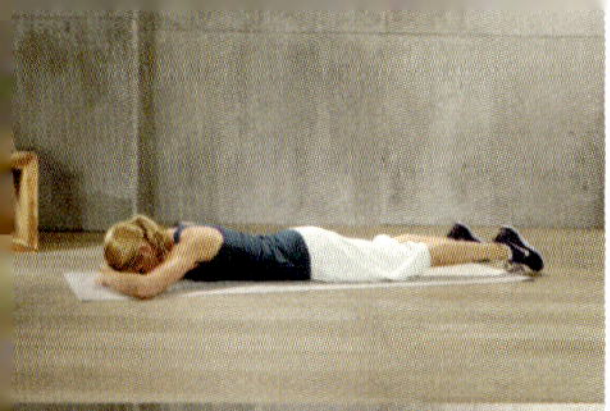

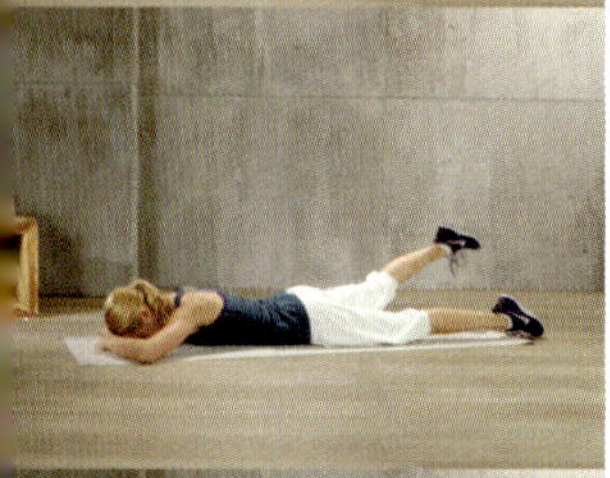

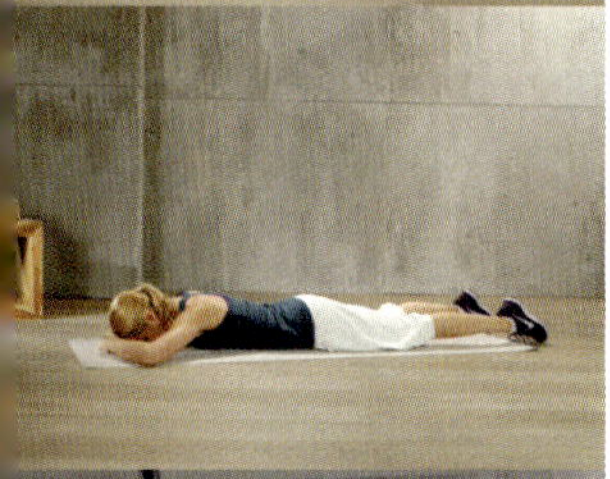

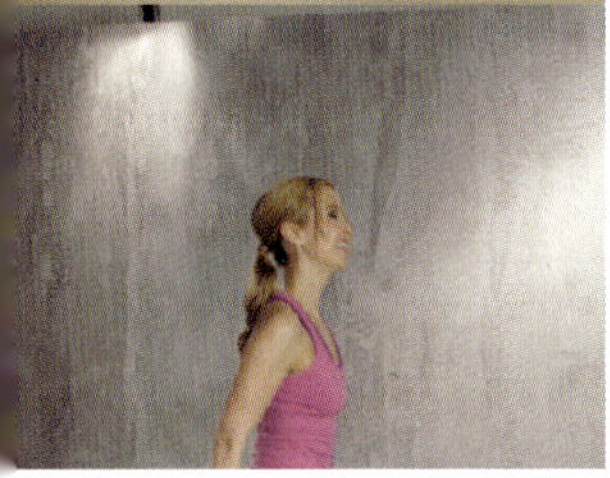

▶ 26. Training für den unteren Rücken - einseitig

▶ Step 1: Bleiben Sie in der Bauchlage. Entspannen Sie den Oberkörper, verschränken Sie die Arme vor dem Kopf. Die Stirn berührt den Boden nicht. Alternativ kann man die Stirn auf einer Hand ablegen.

▶ Step 2: Strecken und »denken« Sie nun die Beine lang. Der Bauch ist angespannt.

▶ Step 3: Heben Sie zuerst das rechte Bein lang gestreckt ein Stück hoch. Atmen Sie dabei aus. Halten Sie die Position kurz und spüren Sie der Spannung nach.

▶ Step 4: Beim Einatmen legen Sie das Bein wieder ab.

▶ Step 5: Mit dem nächsten Atemzug wechseln Sie das Bein und heben nun das linke an.

Wiederholen Sie die Übung, machen Sie danach eine kurze Pause und entspannen Sie die Oberschenkelmuskulatur.

Wozu ist die Übung gut?

Mit dieser Übung trainieren Sie vor allem den unteren Rücken und die Rückseite der Oberschenkel.

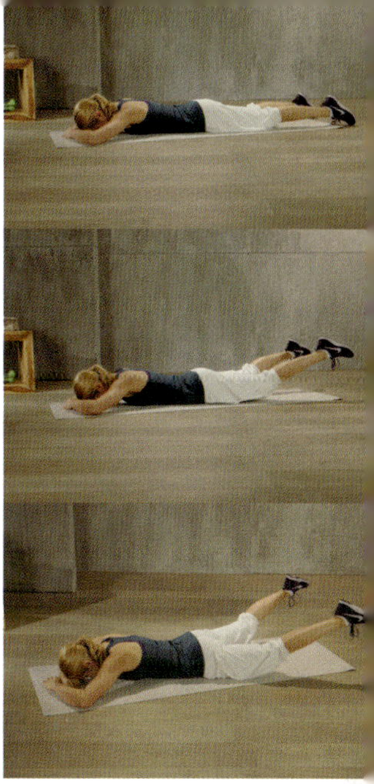

▶ 27. Training für den unteren Rücken - beidseitig

▶ Step 1: Ausgangsposition ist wie bei ***Übung 26*** die Bauchlage. Entspannen Sie den Oberkörper, verschränken Sie die Arme vor dem Kopf, die Stirn liegt auf einer Hand, die Beine sind etwas weiter als hüftbreit auseinander.

▶ Step 2: Strecken und »denken« Sie nun die Beine lang. Spannen Sie den Bauch an.

▶ Step 3: Heben Sie nun beide Beine gleichzeitig lang gestreckt ein Stück hoch. Atmen Sie dabei aus. Halten Sie die Position kurz und spüren Sie der Spannung nach.

▶ Step 4: Beim Einatmen legen Sie die Beine wieder ab.

Wiederholen Sie die Übung, machen Sie danach eine kurze Pause und entspannen Sie die Oberschenkelmuskulatur.

Wozu ist die Übung gut?

Auch mit dieser Übung trainieren Sie vor allem den unteren Rücken, die Oberschenkel- und die Gesäßmuskulatur.

▶ 28. Training für den oberen Rücken

▶ Step 1: Bleiben Sie in der Bauchlage. Die Beine lang strecken, die Ellbogen anwinkeln und eng am Körper lassen, die Hände liegen an den Rippenbögen, den Bauch anspannen.

▶ Step 2: Heben Sie nun beim Ausatmen den Oberkörper hoch. **Achtung: Die Kraft kommt dabei aus dem Rücken. Halten Sie den Kopf und die Halswirbelsäule ruhig!**

▶ Step 3: Halten Sie die Position kurz und gehen Sie beim Einatmen mit dem Oberkörper tief. Wenn die Kraft reicht, halten Sie den Oberkörper über dem Boden, ohne ihn mit den Schultern zu berühren.

Wiederholen Sie die Übung, machen Sie danach eine kurze Pause und entspannen Sie sich.

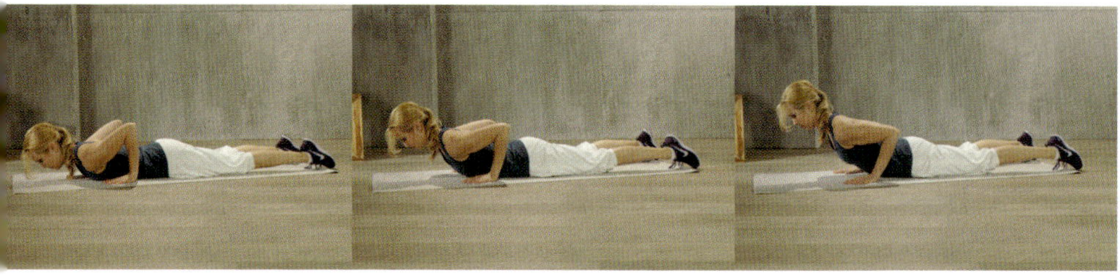

Wozu ist die Übung gut?

Diese Übung kräftigt den oberen Rücken, aber auch die Bauchmuskulatur.

▶ 29. Ganzkörperstütz

▶ Step 1: Gehen Sie nun aus der ***Übung 28*** direkt über in diese Übung: Stützen Sie sich mit den Knien und Ellbogen auf dem Boden ab. Die Knie und Füße eng nebeneinander, Fersen schließen. Rücken und Hals sind gerade. Der Blick ist auf den Boden gerichtet. Spannen Sie die Oberschenkel und den Bauch an.

▶ Step 2: Heben Sie nun die Knie vom Boden. Das Gewicht liegt auf den Armen und Füßen, die Kraft kommt aus den angespannten Oberschenkeln und dem Oberkörper. Der Rücken bleibt gerade. Halten Sie die Position.

Anfänger halten die Position, Fortgeschrittene verlagern das Gewicht abwechselnd von der rechten auf die linke Seite.

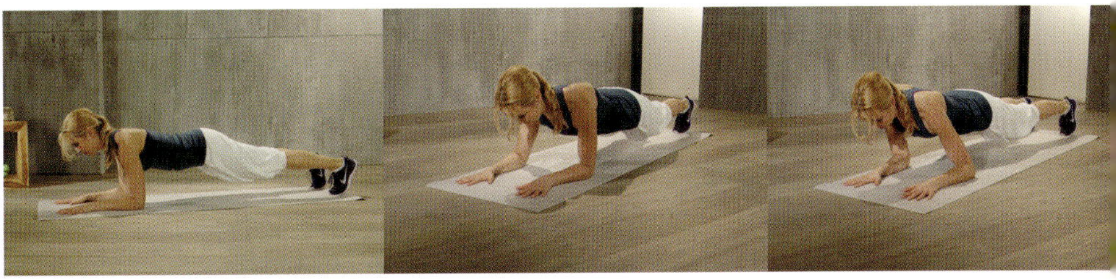

Wozu ist die Übung gut?

Mit dieser Übung kräftigen Sie den ganzen Körper, besonders die Rückenmuskulatur, aber natürlich auch die Arm- und Oberschenkelmuskulatur.

▶ 30. Seitstütz

▶ Step 1: Gehen Sie in die rechte Seitenlage, die Beine sind lang gestreckt, der Rücken ist gerade.

▶ Step 2: Heben Sie das Becken und die Knie vom Boden. Nur der rechte Unterarm und die Fußseiten berühren den Boden. Der Körper bildet eine gerade Linie. Halten Sie die Position.

▶ Step 3: Machen Sie nun acht Seitstützen, wobei die Kraft aus der Taille, dem oberen Rückenstrecker, der Bauchspannung und den schrägen Rückenmuskeln kommt.

Anfänger legen den Körper ab, machen eine kurze Pause und wechseln dann die Seite, Fortgeschrittene wechseln die Seite ohne den Oberkörper abzulegen.

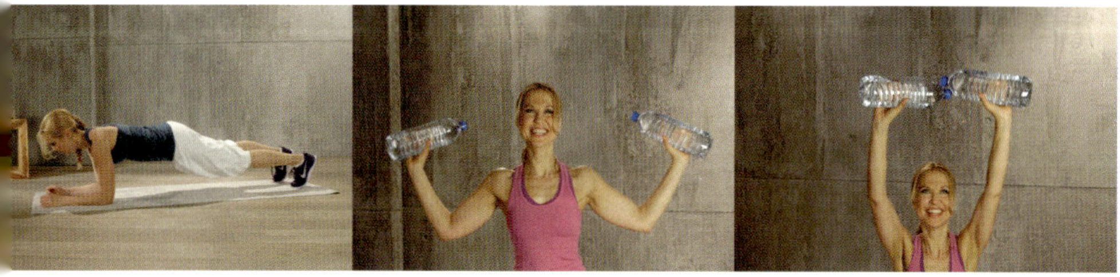

Wozu ist die Übung gut?

Ein intensives Training für den gesamten Rumpf.

▶ 31. Crunches

▶ Step 1: Ausgangsposition ist die Rückenlage. Legen Sie die Hände unter den Kopf und verschränken Sie die Finger ineinander. Die Füße stehen am Boden, die Knie sind angewinkelt.

▶ Step 2: Heben Sie nun Schultern und Kopf, indem Sie die Bauchmuskeln anspannen. Machen Sie dabei einen „langen Hals“. Die Ellenbogen sind offen. Die Kraft kommt aus der Bauchspannung! Das ist hier besonders wichtig, um die empfindliche Halswirbelsäule nicht zu belasten. **Achten Sie unbedingt auf die Spannung im Bauch und lassen Sie die Bewegung durch die Kontraktion der Bauchmuskeln entstehen!** Kopf und Schultern bleiben bei allen Crunches-Varianten ruhig. Stellen Sie sich vor, Sie wären vom Hals bis zu den Schultern »eingegipst«!

Wiederholen Sie die Übung im Atemrhythmus. Dabei atmen Sie beim Hochziehen aus und beim Zurücklegen ein.

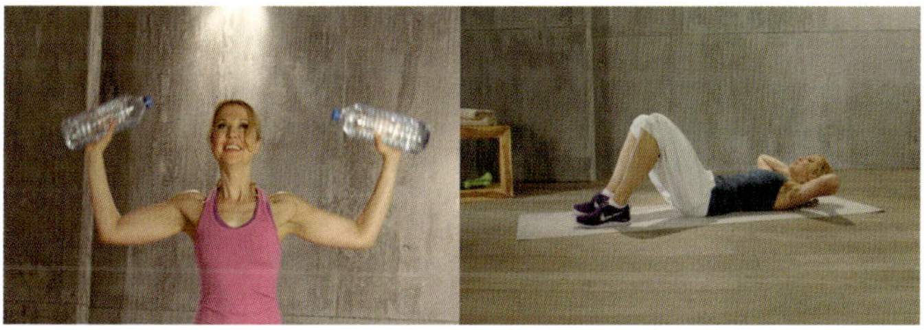

Wozu ist die Übung gut?

Die beste Übung für einen starken Rücken und zusätzlich für einen flachen Bauch!

▶ 32. Crunches - Variation

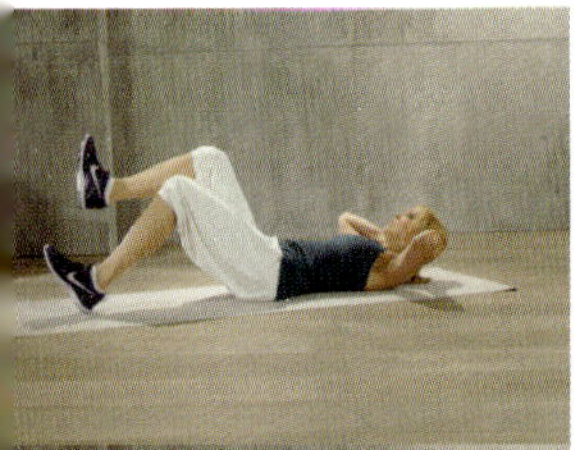

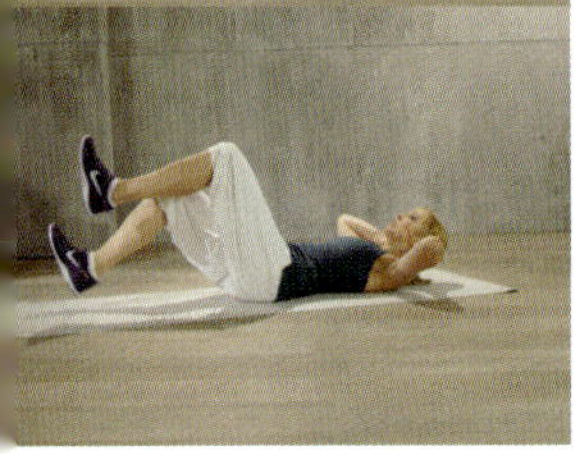

▶ Step 1: Ausgangsposition ist noch einmal die Rückenlage. Legen Sie die Hände wieder unter den Kopf und verschränken Sie die Finger ineinander. Die Füße stehen am Boden, die Knie sind angewinkelt.

▶ Step 2: Heben Sie nun den Oberkörper und den Kopf, indem Sie die Bauchmuskeln anspannen und so die Schulterblätter vom Boden heben. Das Kinn geht dabei Richtung Kehlkopf. Machen Sie einen „langen Hals". Die Ellenbogen sind offen. **Die Kraft kommt wieder nur aus der Bauchspannung! Denken Sie an Ihre Halswirbelsäule!** Halten Sie die Schulterblätter in der Luft und heben Sie zusätzlich erst das rechte Bein ein Stück weit vom Boden. Dabei bleibt das Knie gebeugt, die Bewegung kommt aus der Hüfte und dem unteren Bauch. Achten Sie darauf, dass der Rücken am Boden aufliegt, machen Sie also kein Hohlkreuz. Kopf und Schultern bleiben auch hier wieder wie „eingegipst".

▶ Step 1: Halten Sie die Position und wiederholen Sie die Übung abwechselnd mit jedem Bein acht Mal.

Bleiben Sie dabei im Atemrhythmus. Atmen Sie beim Hochziehen aus und beim Zurücklegen ein.

Wozu ist die Übung gut?

Noch eine Übung für einen starken Rücken und einen flachen Bauch!

4. Cool-down

Ebenso wichtig wie das Aufwärmen der Muskeln vor dem Training ist das Dehnen und Lockern der Bänder und Gelenke danach. Lassen Sie jedes Training mit einem Cool-down enden. So verhindern Sie Verletzungen. Außerdem kommt der Kreislauf wieder in einen Ruhezustand und Sie fühlen sich danach wohlig entspannt.

Wir beginnen mit Entspannungs- und Dehnübungen am Boden. Achten Sie darauf, alle Bewegungen sanft und langsam auszuführen, es geht schließlich darum, die Muskeln nach getaner Arbeit zu entspannen und zu lockern. Die Übungen gehen fließend ineinander über. Lassen Sie sich Zeit und genießen Sie es, wieder zur Ruhe zu kommen.

▶ 33. Hüftgelenke entspannen

▶ Step 1: Legen Sie sich entspannt auf den Rücken.

▶ Step 2: Winkeln Sie die Beine an und umfassen Sie die Knie mit beiden Händen. Ziehen Sie dann die Knie in Richtung Brust.

▶ Step 3: Bewegen Sie die Knie in kleinen kreisenden und ruhigen Bewegungen. Erst rechts, dann links herum. Kopf und Schultern bleiben dabei am Boden.

▶ Step 4: Lösen Sie die Hände von den Knien und bringen Sie die Beine nacheinander zurück auf den Boden.

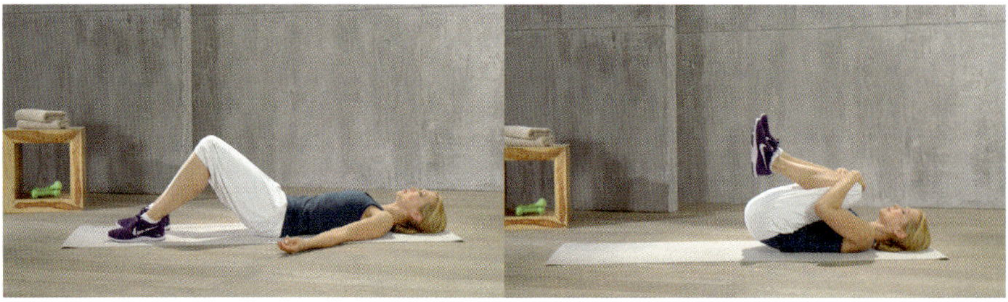

Wozu ist die Übung gut?

Die Hüftgelenke werden gelockert, ebenso die Muskulatur des unteren Rückens.

34. Rücken-, Schulter- und Becken muskulatur dehnen und lockern - rechts

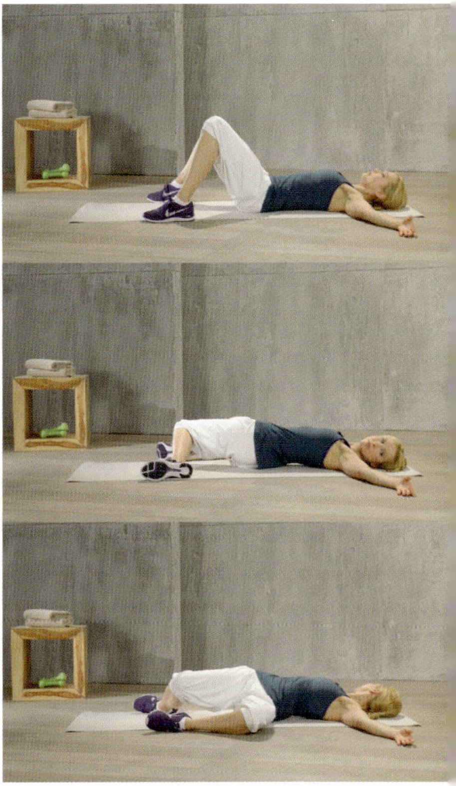

Step 1: Bleiben Sie in der Rückenlage. Die Arme liegen lang neben dem Körper.

Step 2: Stellen Sie die Beine nacheinander auf.

Step 3: Legen Sie das rechte Bein über das linke.

Step 4: Kippen Sie nun das Becken zur linken Seite, so dass das rechte Knie fast den Boden berührt. Dabei nur soweit gehen, wie es für Sie angenehm ist. Drehen Sie gleichzeitig den Kopf auf die rechte Seite.

Step 5: Die Position halten und der Dehnung nachspüren.

Step 6: Langsam zurück in die Ausgangsposition gehen.

Wiederholen Sie die Übung auch zu der anderen Seite.

Wozu ist die Übung gut?

Der gesamte Rücken und der Nacken werden gelockert und entspannt.

▶ 35. »Wippe«

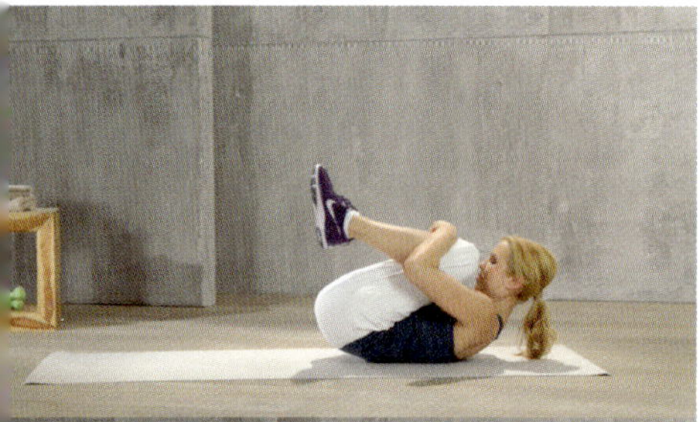

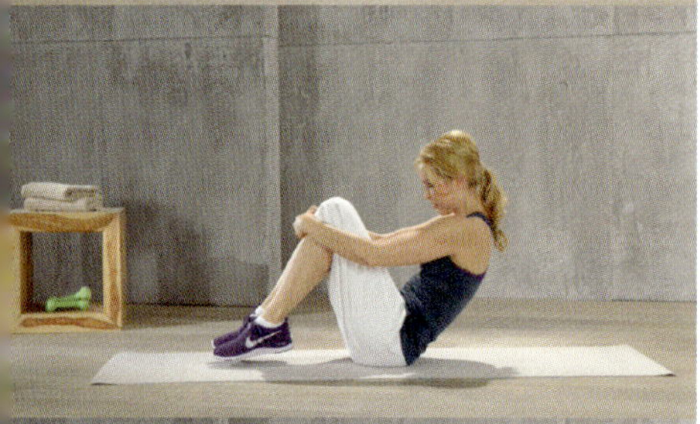

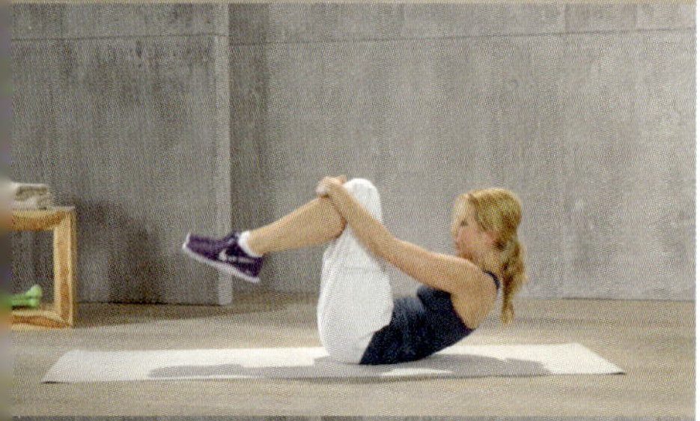

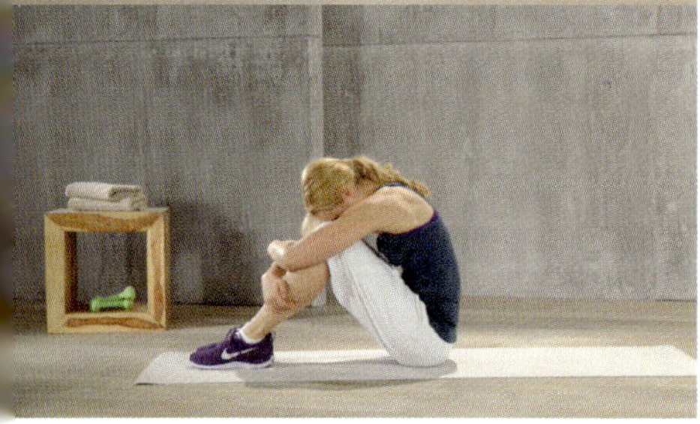

▶ **Step 1:** Bleiben Sie in der Rückenlage. Die Arme liegen lang neben dem Körper.

▶ **Step 2:** Stellen Sie die Beine nacheinander auf, ziehen Sie die Knie Richtung Brust und umfassen Sie die Knie mit beiden Armen.

▶ **Step 3:** Heben Sie die Schultern und den Kopf vom Boden und wippen Sie entspannt einige Male auf und ab.

▶ **Step 4:** Beenden Sie die Übung, indem Sie aufschwingen und zum Sitzen kommen.

Wozu ist die Übung gut?

Der Rücken und vor allem die Lendenwirbelsäule werden gedehnt und gelockert.

▶ 36. »Katzenbuckel«

▶ Step 1: Stützen Sie sich mit den Knien und Händen auf dem Boden ab (Vierfüßlerstand). Die Füße hüftbreit auseinander, Rücken und Hals sind gerade.

▶ Step 2: Rollen Sie nun die Wirbelsäule auf zu einem „Katzenbuckel". Der Kopf geht dabei Richtung Brust. Position halten.

▶ Step 3: Rollen Sie die Wirbelsäule langsam wieder ab und gehen Sie ins Hohlkreuz. Der Hals wird dabei leicht und sanft nach oben gedehnt. Auch diese Position kurz halten.

▶ Step 4: Kommen Sie zurück in die Ausgangsposition.

Wiederholen Sie die Übung, wenn es Ihnen angenehm erscheint.

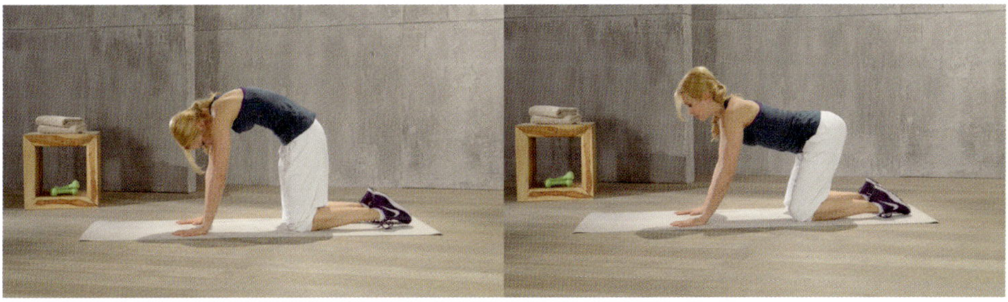

Wozu ist die Übung gut?

Der Rücken wird gedehnt und entspannt.

▶ 37. Brust-Schulter-Rücken-Dehnung

▶ Step 1: Wieder am Boden auf den Knien und Händen abstützen.

▶ Step 2: Bringen Sie dann das Gesäß nach hinten Richtung Fersen, dabei das Becken oben halten, und strecken Sie die Arme lang und weit nach vorne. Spüren Sie der Dehnung nach und genießen Sie die Entspannung. Einige Atemzüge halten und wieder lösen.

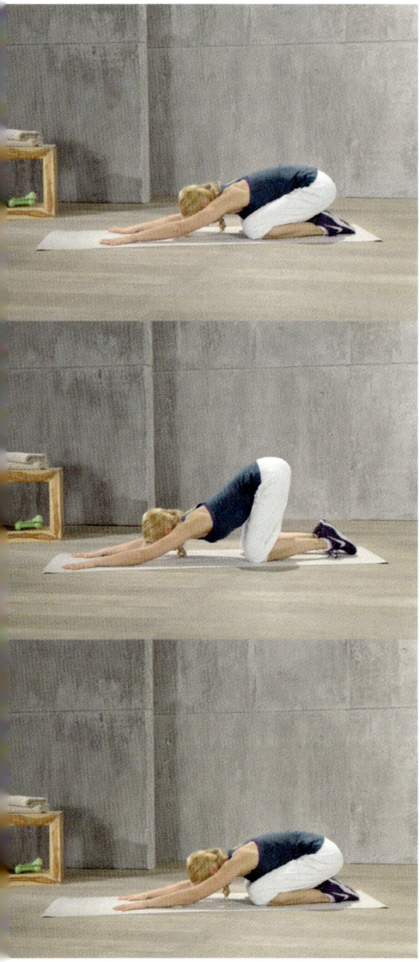

Wozu ist die Übung gut?

Der Rücken wird gedehnt und entspannt.

▶ 38. Brust-Schulter-Rücken-Dehnung – Variation

▶ Step 1: Bleiben Sie in der Position aus ***Übung 37,*** die Arme sind lang gestreckt, das Gesäß auf den Unterschenkeln.

▶ Step 2: Bringen Sie nun das Gesäß langsam nach oben, die Arme bleiben am Boden, der Rücken wird gestreckt.

▶ Step 3: Rollen Sie Wirbel für Wirbel auf zu einem runden Rücken. Die Hände und Knie bleiben am Boden.

▶ Step 4: Rollen Sie den Rücken langsam und Wirbel für Wirbel wieder ab und kommen Sie mit den Unterarmen wieder auf den Boden.

Wenn die Übung Ihnen gut tut, wiederholen Sie sie.

Wozu ist die Übung gut?

Diese Übung ist ebenfalls eine willkommene Wohltat für alle Rückengeplagten.

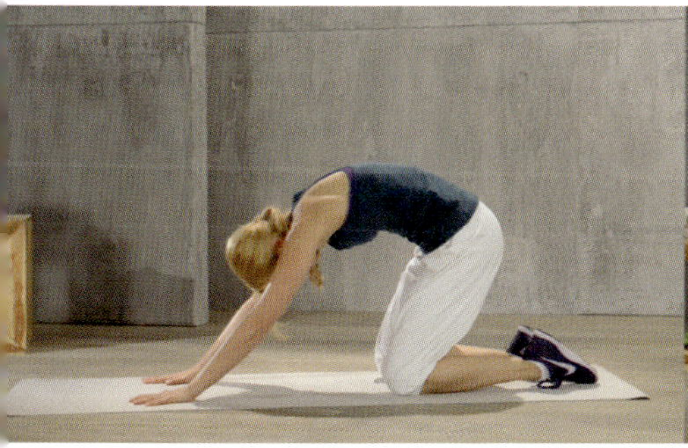

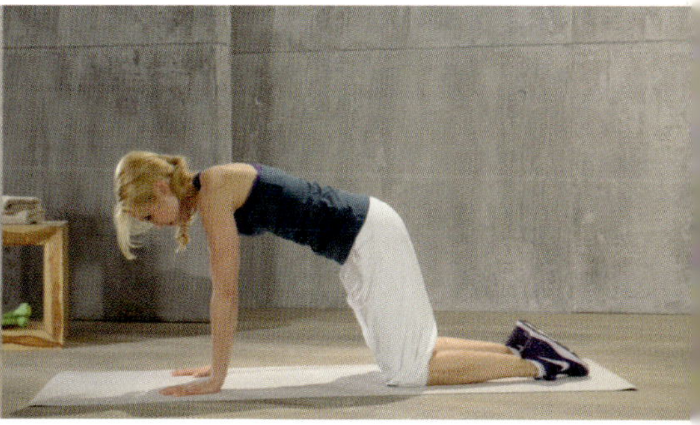

▶ 39. Brust-Schulter-Rücken-Dehnung - noch eine Variante

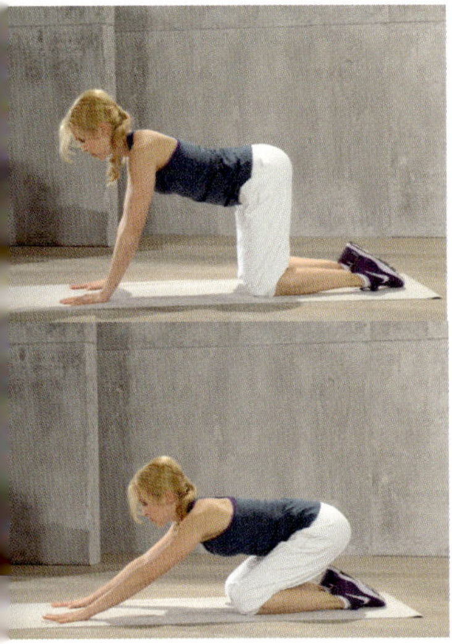

▶ Step 1: Bleiben Sie im Vierfüßlerstand aus ***Übung 38:*** die Knie sind hüftbreit auseinander, stützen Sie sich auf den Händen ab.

▶ Step 2: Machen Sie den Rücken lang und spüren Sie der Dehnung nach.

▶ Step 3: Gehen Sie langsam mit dem Gesäß zurück auf die Fersen. Heben Sie dann die Knie an und kommen Sie in die Hocke. Stehen Sie langsam auf. Die Knie bleiben locker, der Oberkörper ist vornüber gebeugt, die Arme hängen locker herunter, die Hände berühren (fast) den Boden.

Genießen Sie die Dehnung im Rücken.

Wozu ist die Übung gut?

Mit dieser Übung dehnen Sie die gesamte Wirbelsäule.

▶ 40. Rückendehnung aus dem Stand

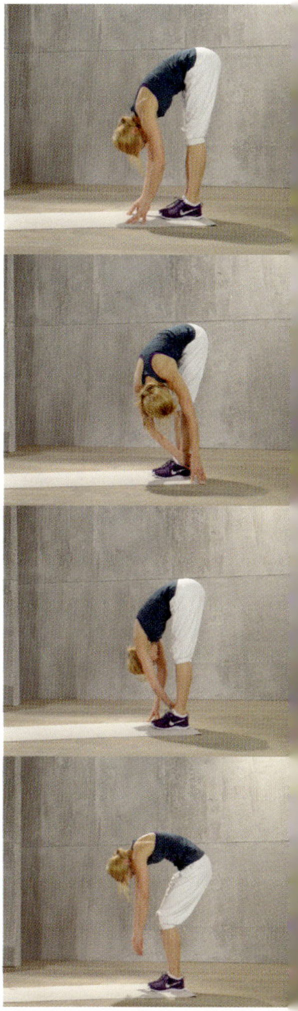

▶ Step 1: Bleiben Sie in der Position aus ***Übung 39.***

▶ Step 2: Drehen Sie nun den Oberkörper auf die rechte Seite, umfassen Sie den rechten Fußknöchel mit beiden Händen und ziehen Sie den Oberkörper an das rechte Bein heran. Spüren Sie der Dehnung im seitlichen Rücken nach. Halten Sie die Position kurz.

▶ Step 3: Drehen Sie dann den Oberkörper auf die linke Seite, umfassen Sie dieses Mal den linken Fußknöchel und spüren Sie auch da der Dehnung nach.

Wozu ist die Übung gut?

Die Rückenmuskulatur, vor allem auch die seitliche, wird gedehnt und entspannt.

41. Schulterkreisen

Step 1: Aus der Position von ***Übung 40*** richten Sie den Oberkörper nun langsam und Wirbel für Wirbel auf. Die Arme hängen locker an den Seiten herab. Die Knie bleiben ebenfalls locker.

Step 2: Lassen Sie nun die Schultern kreisen. Zuerst von vorne nach hinten, dann von hinten nach vorne und noch einmal von vorne nach hinten.

Enden Sie immer mit den Kreisbewegungen nach hinten. Das öffnet die Schultern und Sie stehen aufrechter. Dieses Mal geht es darum, die Schultern zu lockern. Das Schulterkreisen beim Warm-up dient dagegen der Mobilisation und Kräftigung.

Wozu ist die Übung gut?

Mit dieser Übung dehnen und lockern Sie neben dem Rücken vor allem die Schulter- und Brustmuskulatur.

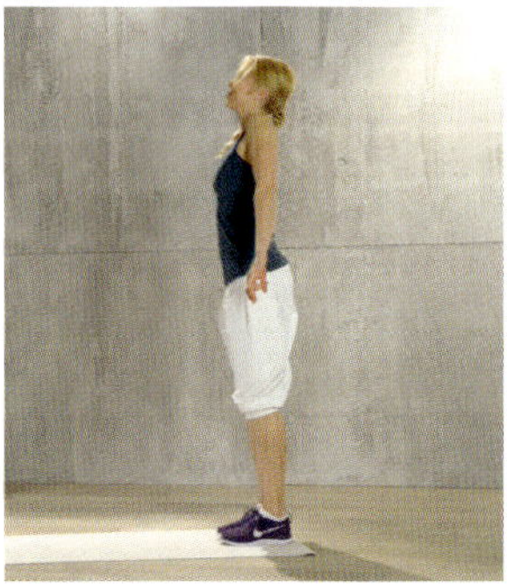

▶ 42. Dehnung der Brust- und Rückenmuskulatur

▶ Step 1: Stellen Sie sich aufrecht hin, Beine und Arme locker.

▶ Step 2: Nehmen Sie die Hände über dem Kopf zusammen. Die Ellbogen bleiben locker und leicht gebeugt.

▶ Step 3: Beugen Sie sich langsam zuerst nach vorne, indem Sie den Rücken Wirbel für Wirbel abrollen. Spüren Sie der Dehnung nach.

▶ Step 4: Rollen Sie dann den Rücken Wirbel für Wirbel wieder auf.

Wiederholen Sie die Übung, indem Sie sich ebenso zur rechten und zur linken Seite beugen.

Wozu ist die Übung gut?

Auch mit dieser Übung dehnen Sie Ihre gesamte Rückenmuskulatur.

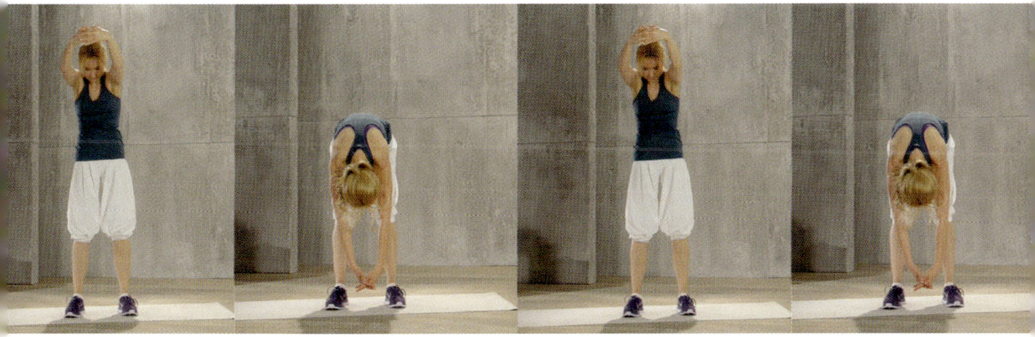

▶ 43. Halswirbelsäule und Nacken dehnen

▶ Step 1: Stellen Sie sich aufrecht hin, Beine und Arme locker.

▶ Step 2: Neigen Sie den Kopf langsam zur rechten Seite. Heben Sie den rechten Arm über den Kopf und legen Sie die rechte Hand an die linke Seite des Kopfes. Drücken Sie sanft mit der Hand gegen den Widerstand des Kopfes.

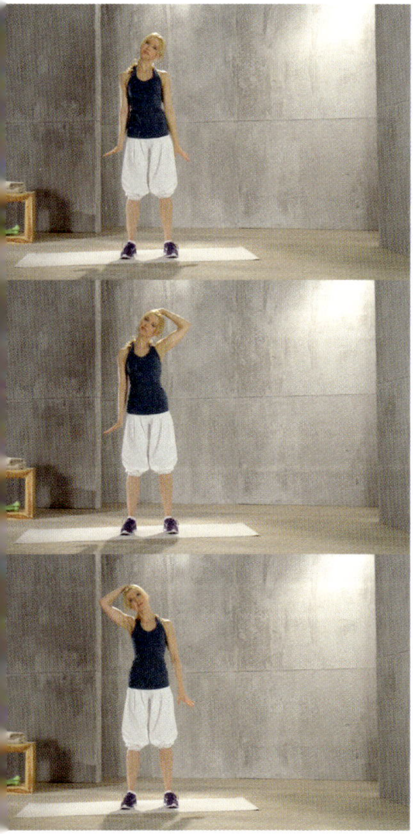

Wiederholen Sie die Übung auf der anderen Seite.

Wozu ist die Übung gut?

Die Nackenmuskulatur und die Halswirbelsäule werden gedehnt.
Diese Übung eignet sich natürlich auch hervorragend für alle, die viel sitzen und zwischendurch einmal den verspannten Nacken lockern möchten.

▶ 44. Schulterkreisen

▶ Step 1: Stellen Sie sich aufrecht hin, die Füße wieder leicht auseinander, die Knie locker, die Arme hängen ebenfalls locker an den Seiten herab.

▶ Step 2: Lassen Sie dann die Schultern langsam in großen Bewegungen kreisen. Acht Mal von vorne nach hinten, dann acht Mal von hinten nach vorne.

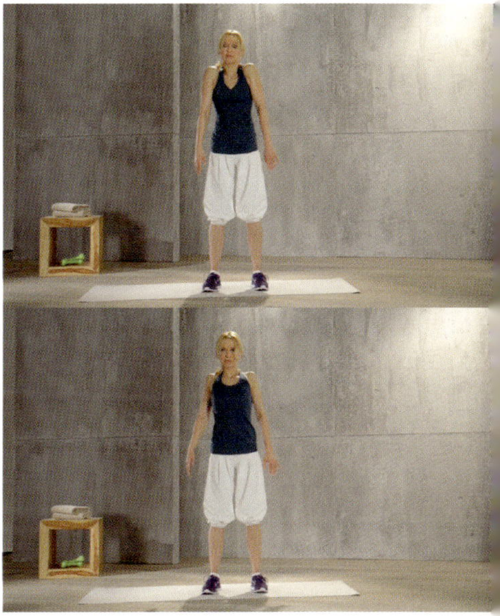

Wozu ist die Übung gut?

Das Schulterkreisen können Sie zwischen alle Übungen im Stehen immer wieder einmal einfügen. Aber auch im Alltag ist es eine Wohltat für den Rücken.

Prima.

Sie haben es geschafft! Das war unser Trainingsprogramm für den Rücken. Wenn Sie dieses Programm oder wenigstens einen Teil der Übungen regelmäßig drei Mal pro Woche trainieren, werden Sie bald spüren, dass die Verspannungen verschwinden und Ihr Rücken beweglicher und belastbarer wird. Wir hoffen, dieses Buch und die DVD helfen Ihnen dabei. Versuchen Sie, das Training möglichst regelmäßig zu wiederholen. Nach und nach wird Ihnen das Bedürfnis, sich zu bewegen, zur Gewohnheit, und schon bald werden Sie spüren, dass viele der Übungen sich auch prima zwischendurch machen lassen und Sie Ihrem Rücken so etwas Gutes tun. Und das war ja unser Ziel: ein starker und gesunder Rücken.

Trainingsplan STARKER RUCKEN

	1. Woche		2. Woche		3. Woche		4. Woche	
	Trainingseinheit	☐	Trainingseinheit	☐	Trainingseinheit	☐	Trainingseinheit	☐
Montag	15 Min. Training »Starker Rücken«		15 Min. Training »Starker Rücken«		20 Min. Training »Starker Rücken«		30 Min. Training »Starker Rücken«	
Dienstag								
Mittwoch	15 Min. Ausdauertraining (Joggen, Walken, Schwimmen, Radfahren)		20 Min. Ausdauertraining (Joggen, Walken, Schwimmen, Radfahren)		30 Min. Ausdauertraining (Joggen, Walken, Schwimmen, Radfahren)		30 Min. Ausdauertraining (Joggen, Walken, Schwimmen, Radfahren)	
Donnerstag								
Freitag								
Samstag	15 Min. Training »Starker Rücken«		15 Min. Training »Starker Rücken«		20 Min. Training »Starker Rücken«		30 Min. Training »Starker Rücken«	
Sonntag								

	5. Woche		6. Woche		7. Woche		8. Woche	
	Trainingseinheit	☐	Trainingseinheit	☐	Trainingseinheit	☐	Trainingseinheit	☐
Montag	45 Min. Training »Starker Rücken«		45 Min. Training »Starker Rücken«		45 Min. Training »Starker Rücken«		45 Min. Training »Starker Rücken«	
Dienstag								
Mittwoch	30 Min. Ausdauertraining (Joggen, Walken, Schwimmen, Radfahren)		20 Min. Ausdauertraining (Joggen, Walken, Schwimmen, Radfahren)		30 Min. Ausdauertraining (Joggen, Walken, Schwimmen, Radfahren)		45 Min. Ausdauertraining (Joggen, Walken, Schwimmen, Radfahren)	
Donnerstag								
Freitag	45 Min. Training »Starker Rücken«		45 Min. Training »Starker Rücken«		45 Min. Training »Starker Rücken«		45 Min. Training »Starker Rücken«	
Samstag								
Sonntag			20 Min. Ausdauertraining (Joggen, Walken, Schwimmen, Radfahren)		30 Min. Ausdauertraining (Joggen, Walken, Schwimmen, Radfahren)		45 Min. Ausdauertraining (Joggen, Walken, Schwimmen, Radfahren)	

Der Plan ist als Anregung gedacht. Gestalten Sie ihn so, wie er am besten in Ihren Tagesablauf passt. Selbstverständlich können Sie z.B. eine Ausdauertrainingseinheit mit einem Personal Trainer Training verbinden, die Trainingszeiten flexibel gestalten usw. Wichtig ist, dass Sie regelmäßig trainieren.